普通高等教育"十三五"规划教材

天然药物化学实验指导

孙春龙　主编

北　京

冶金工业出版社

2019

内 容 提 要

本书包括 17 项实验，重点介绍了浸渍法、渗漉法、煎煮法、回流法、连续回流提取法、沉淀法、结晶法、薄层色谱、纸色谱、柱色谱等的基本实验操作方法，以及这些方法在天然药物化学成分如黄酮类、醌类、香豆素类、生物碱类、甾体类等化合物的提取、分离、检识和鉴定中的应用。

本书所介绍的实验方案设计合理，实验内容丰富，具有很强的教学应用性。

本书为高等学校中药学、药学、制药工程等专业的实验教材，也可供天然药物化学领域的研究人员参考。

图书在版编目 (CIP) 数据

天然药物化学实验指导／孙春龙主编. —北京：冶金工业出版社，2019.9

普通高等教育"十三五"规划教材
ISBN 978-7-5024-8247-3

Ⅰ. ①天…　Ⅱ. ①孙…　Ⅲ. ①生药学—药物化学—化学实验—高等学校—教材　Ⅳ. ①R284-33

中国版本图书馆 CIP 数据核字（2019）第 176423 号

出 版 人　谭学余
地　　　址　北京市东城区嵩祝院北巷 39 号　邮编　100009　电话　(010)64027926
网　　　址　www.cnmip.com.cn　电子信箱　yjcbs@cnmip.com.cn
责任编辑　宋　良　美术编辑　吕欣童　版式设计　孙跃红
责任校对　郑　娟　责任印制　李玉山
ISBN 978-7-5024-8247-3
冶金工业出版社出版发行；各地新华书店经销；三河市双峰印刷装订有限公司印刷
2019 年 9 月第 1 版，2019 年 9 月第 1 次印刷
148mm×210mm；4.75 印张；138 千字；141 页
16.00 元

冶金工业出版社　投稿电话　(010)64027932　投稿信箱　tougao@cnmip.com.cn
冶金工业出版社营销中心　电话　(010)64044283　传真　(010)64027893
冶金工业出版社天猫旗舰店　yjgycbs.tmall.com
（本书如有印装质量问题，本社营销中心负责退换）

前　　言

　　天然药物化学是一门实践性非常强的学科，其中实验教学在天然药物化学课程的教学中占据着重要的地位，是天然药物化学课程的重要组成部分。实验教学的主要目的是通过天然药物中有效成分的提取、分离和鉴定等基本操作技能的训练，培养学生分析问题和解决问题的能力，从而训练严格的科研工作态度。同时，通过实验可进一步巩固课堂所学的理论知识，使理论与实践密切结合。

　　为了与天然药物化学教学相配合，提高和增强学生的创新能力、动手能力和自学能力，既能满足大多院校的实验条件和药学、中药学等各专业的学习需要，又能保持教材的系统性和使用方便性，我们收集、整理、参考、吸纳和引用了目前常用科研数据库的相关资料，在总结多年教学经验的基础上，编写了本书。

　　在本书中，重点要求学生掌握浸渍法、渗漉法、煎煮法、回流法、连续回流提取法、沉淀法、结晶法、薄层色谱、纸色谱、柱色谱等的基本操作方法，熟悉以上方法在天然药物化学成分如黄酮类、醌类、香豆素类、生物碱类、甾体类等化合物的提取、分离、检识和鉴定中的应用。由于天然药物中所含化学成分复杂，其中大多有效成分含量较低，实验中着重训练常量、半微量成分的提取、分离及检识方法，使学生具有初步设计提取天然药物中主要类型成分的能力。

在本书编写过程中，得到了滨州学院生物制药教研室杜文、王宏国、刘雪红、付娟等教师的大力帮助，在此一并表示衷心的感谢！

由于作者水平所限，书中不当之处，敬请读者予以指正。

作　者
2019 年 7 月

目　　录

第一篇　实验注意事项与操作技术

第二篇　实　验　项　目

第三篇　附　　录

第一篇

实验注意事项与操作技术

SHIYAN ZHUYI SHIXIANG YU CAOZUO JISHU

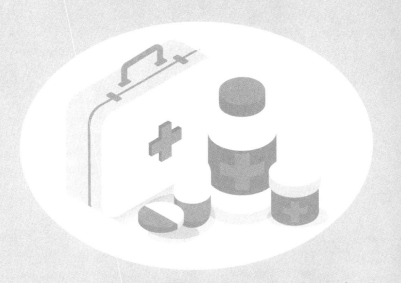

天然药物化学实验注意事项

  天然药物化学试验的特点是实验周期长，所用溶剂和试剂品种多，而且用量较大。许多有机溶剂具有易燃、有毒、腐蚀性、刺激性和爆炸性等特点，在实验操作过程中又经常需要加热或减压等操作，学生将接触各种热源和电器。如果操作不慎，易引起中毒、触电、烧伤、烫伤、火灾、爆炸等事故。所以要求每个实验操作者，必须加强爱护国家财产和保障生命安全的责任心，严格遵守操作规程，树立严密的科学实验态度，提高警惕，消除隐患，预防事故的发生。

  为了确保实验的安全进行，特作如下要求：

  （1）实验前必须充分预习实验内容，明确实验原理、操作步骤及注意事项。实验开始前，应检查仪器是否完整无损，装置是否正确，经检查合格后方可开始实验。

  （2）实验时要保持室内整齐、清洁、安静，不准做与实验无关的事情，不得擅自离开岗位。在实验过程中，应密切观察实验进程是否正常，仪器有无漏气、破裂等现象。

  （3）倒取和存放易燃性有机溶剂时，要远离火源。不得随意将易燃性、易爆性的有机溶剂及药品倒入水槽或污水缸内，不得在烤箱内烘烤装有易燃性有机溶剂的容器或物品。

  （4）使用精密仪器及电气设备时，应先了解其原理及操作规程，检查好电路，按操作规程进行实验。遇到不明了的问题，应及时向教师请教，切忌自作主张，乱用仪器。电器仪器不应放在潮湿处，不要用湿手接触电器。仪器用完后，应立即清理，关好电源。

  （5）回流或蒸馏易燃性有机溶剂时，应检查冷凝水是否畅通，仪器装置是否漏气。不得用明火直接加热，应根据其沸点选用水浴、油浴或沙浴。蒸馏溶剂时，要加入沸石，避免发生爆沸。添加溶剂时要移开水浴，待溶剂冷却后再加，并应重新加入沸石。

  （6）实验室中常用的苯、卤代苯、苯酚、苯胺、甲醇、二硫化碳、氰化物、汞和铅盐等化合物均为有毒或剧毒药品，人体中毒的途径一般为消化道、呼吸道或皮肤吸收。所以，取用剧毒药物时，要注意切勿洒在容器外，不要接触皮肤或口腔。室内要通风良好，会产生毒气的操作应在通风橱内进行。毒物及废液不得随意乱倒。实验室内严禁进食。

（7）实验结束时，应将水、电、门窗关妥后，方能离开实验室。

（8）实验时，一旦不慎起火，应沉着冷静，积极灭火。首先立即切断实验室内所有电源及火源，搬走易燃易爆物品，同时针对起火点情况，选用适当灭火器材进行灭火。

（9）急救常识。

1）外伤：及时取出伤口中的碎玻璃屑或固体物质，用蒸馏水冲洗后涂上红药水，用消毒纱布包扎。大伤口则先按压主血管止血，急送医院治疗。

2）火伤：轻伤可在创面涂以硼酸凡士林，重伤则须请医生诊治。

3）试剂灼伤：

①酸灼伤：立即用大量水冲洗，然后用3%碳酸氢钠溶液蘸洗。

②碱灼伤：立即用大量水冲洗，然后用1%醋酸溶液蘸洗。

常用的提取分离实验操作技术

一、浸渍法操作

1. 冷浸法

取药材粗粉，置适宜容器中，加入一定量的溶剂如水、酸水、碱水或稀醇等，密闭，时时搅拌或振摇，在室温条件下浸渍 1~2 天或规定时间，使有效成分浸出，滤过。药材再加入适量溶剂浸泡 2~3 次，使有效成分大部分浸出。然后将药渣充分压榨、滤过，合并滤液，经浓缩后可得提取物。

2. 温浸法

具体操作与冷浸法基本相同，但温浸法的浸渍温度一般在 40~60℃之间，浸渍时间短，却能浸出较多的有效成分。由于温度较高，浸出液冷却后放置贮存常析出沉淀，为保证质量，需滤去沉淀后再浓缩。

二、渗漉法操作

1. 渗漉装置

常用的渗漉装置为渗漉筒，一般为圆柱形或圆锥形，筒的长度为筒直径的 2~4 倍。渗漉提取膨胀性不大的药材时，用圆柱形渗漉筒；圆锥形渗漉筒则用于膨胀性大的药材的渗漉提取。

2. 操作方法

将药材粗粉放在有盖容器内，再加入药材粗粉量 60%~70% 的浸出溶剂均匀湿润后，密闭，放置 15min 至数小时，使药材充分膨胀后备用。另取脱脂棉一团，用浸出液润湿后，铺垫在渗漉筒的底部，然后将已湿润膨胀的药材粗粉分次装入渗漉筒中。每次装药后，均须摊匀压平，松紧程度视药材质地及浸出溶剂而定，若为含水量较多的溶剂，宜压松些；含醇量高的溶剂，则可压紧些。药粉装完后，用滤纸或纱布将药材面覆盖，并加一些玻璃珠或碎瓷片等重物，以防加入溶剂时药粉被冲浮起来。然后向渗漉筒中缓缓加入溶剂，并注意应先打开渗漉筒下方浸液出口之活塞，以排除筒内空气，待溶液自下口流出时，关闭活塞。流出的溶剂应再倒回筒内，并继续添加溶剂至高出药粉表面数厘米，加盖放置 24~48h，使溶剂充分渗透扩散。开始渗漉时，漉液流出速度如以总量 1000g 药粉计算，每分钟流出 1~3mL 或 3~5mL 为宜。渗漉过程中需随时补充新溶剂，使药材中有效成分充分浸出。渗漉溶剂的用量一般为 1∶(4~8)（药材粉末∶渗漉溶剂）。

3. 注意事项

（1）供渗漉用的药材粉末不能太细，以免堵塞药粉颗粒间孔隙，妨碍溶剂通过。一般在大量渗漉时，将药材切成薄片或 0.5cm 左右的小段；小量渗漉时，粉碎成粗粉。若粉碎时残留的细粉较多时，应待粗粉充分湿润后将其拌入一起装筒，这样可避免堵塞渗漉筒。

（2）药粉装筒前，一定要先放入有盖容器中，用溶剂湿润，且经放置一定时间，使药粉充分湿润膨胀，以免在渗漉筒中膨胀后造成堵塞，或膨胀不均匀造成浸出不完全。

（3）装筒时，药粉的松紧及使用压力是否均匀，对浸出效果影响很大。药粉装得过紧，会使出口堵塞，溶剂不易通过，无法进行渗漉；药粉装得过松，溶剂很快流过药粉，造成浸出不完全，消耗的溶剂量增多。因此，装筒时要分次一层一层地装，每装一层，要用木槌均匀压平，不能过松过紧。

（4）渗漉筒中药粉量装得不宜过多，一般为渗漉筒容积的 2/3，留有一定的空间以存放溶剂，可连续渗漉和便于操作。

（5）药粉填装好后，应先打开渗漉筒下口活塞，再添加溶剂，否则会因加溶剂造成气泡，冲动粉柱而影响浸出。渗漉过程中，溶剂面必须保持高出药面，否则渗漉筒内药粉会干涸开裂，再加入溶剂时，则会从裂隙间流过而影响浸出。若采用连续渗漉装置，则可避免此现象的发生。

三、煎煮法操作

取药材饮片或粗粉置于适当容器（勿用铁器）中，加水浸没药材，充分浸泡后，加热煎煮；待药液沸腾后，继续保持微沸一定时间，然后进行滤过，得到水煎液。药渣再加适量水，重复操作数次至水煎液味淡薄为止。合并各次水煎液，浓缩即得提取物。一般需煎煮2~3次，煎煮的时间可根据药材的量及质地而定。对少量质松、轻薄的药材，第一次可煮沸20~30min；而药材量多或质地坚硬时，第一次约煎煮1~2h；第二、三次煎煮时间可酌减。

四、回流提取法操作

将药材粗粉装入圆底烧瓶内，添加溶剂使其浸过药面1~2cm。烧瓶内药材及溶剂的总量一般不超过烧瓶容积的1/2~2/3。烧瓶上方接通冷凝管，置水浴中加热回流一定时间后，滤出提取液，再添加新溶剂回流提取。一般需提取3次，然后合并提取液。

五、连续提取法操作

1. 连续提取装置

在实验室中常用脂肪抽出器（索氏提取器），共分三部分：上部是冷凝管，中部是带有虹吸管的提取筒，下部为圆底烧瓶。三部分通过磨口严密连接。

2. 连续提取法操作

先将研细的药材粉末装入滤纸筒中，轻轻压实，上盖以滤纸或少量脱脂棉，然后放入提取筒中；再将提取筒下端和盛有适量提取溶剂的烧瓶连接，上端接上冷凝管。安装完毕后，水浴加热。当溶剂沸腾时，蒸汽通过提取筒旁侧的玻管上升到达冷凝管中，被冷凝成为液体后，滴入提取筒中。当筒中液体的液面超过虹吸管的最高处时，由于虹吸作用，提取液自动全部流入烧瓶中。烧瓶内的溶液再受热气化上升，而被溶出的中药成分因不能气化而留在烧瓶中。如此循环提取，直至药材中的可溶性成分大部分提出后为止，一般需经历数小时才能完成。需大量提取时，可根据此原理设计类似的大量连续提取装置。

若试样量少，可用简易半微量提取器：把被提取中药粗粉放入折叠滤纸中。此装置操作方便，提取效果也较好。

3. 注意事项

（1）滤纸筒可用定性滤纸捆扎而成。滤纸筒高度以超过索氏提取器的虹吸管 1~2cm 为宜。滤纸筒内径应小于索氏提取器的提取筒内径。

（2）药材粉末的装入量不宜过多，放入提取筒内后，药面应低于虹吸管。并应注意不要把药粉流出滤纸筒外，以防堵塞虹吸管。

（3）加热前，应在烧瓶内加入止暴剂，注意事项同蒸馏法。

六、蒸馏法操作

1. 蒸馏装置及安装

最常用的常压蒸馏装置，由蒸馏瓶、温度计、冷凝管、接液管和锥形瓶组成。

根据待蒸馏液体的量选择大小合适的蒸馏瓶，把配有温度计的塞子塞入瓶口，调整温度计的水银球上限和蒸馏瓶支管的下限在同一水平线上。蒸馏瓶与冷凝管相连的支管口应伸出塞子 2~3cm。安装时，冷凝管上端的出水口应向上，保证套管中充满水；冷凝管下端通过塞子和接液管相连。接液管和锥形瓶间不可用塞子塞住，而应与外界大气相通。

在安装仪器前，首先选择合适规格的仪器，配妥各连接处的塞子。安装的顺序一般是先从热源处开始，然后由下而上、从左到右依次安装。蒸馏瓶用铁夹垂直夹好，铁夹的位置应在蒸馏瓶支管以上的瓶颈处；安装冷凝管时，铁夹应夹在冷凝管的重心部位，调整它的位置使与蒸馏瓶的支管在同一直线上，然后松开冷凝管铁夹，使冷凝管沿此直线移动和蒸馏瓶相连。这样才不致折断蒸馏瓶支管。再装上接液管和锥形瓶。各铁夹不应夹得太紧或太松，以夹住后稍用力尚能转动为宜。整套装置要求准确端正，无论从正面或侧面观察，全套仪器中各部件的中心线都应在一条直线上。所有的铁夹和铁座架都应尽可能整齐地放在仪器的背部。

2. 蒸馏操作

（1）加料。通过长颈漏斗加入待蒸馏的液体，或沿着面对支管的瓶颈壁小心地加入，必须防止液体从支管流出。加入数粒止暴剂。然后安装温度计，检查各仪器之间的连接是否紧密，有无漏气现象。

（2）加热。先向冷凝管中缓缓通入冷水，然后开始加热。加热时，当蒸气的顶端到达温度计水银球部位时，温度计读数会急剧上升。这时应控制温度，调节蒸馏速度，通常以每秒钟蒸出 1~2 滴为宜。

（3）收集馏液。要准备两个接收器，因为在达到主要蒸馏液的沸点之前，可能有沸点较低的液体先蒸出。待此部分蒸完，温度趋于稳定后，蒸出的就是主要蒸馏液，这时应更换一个接收器。

如果维持原来加热温度不再有馏液蒸出，温度突然下降，这时就可停止蒸馏，切勿将蒸馏液全部蒸干，以免蒸馏瓶破裂及发生其他意外事故。

蒸馏完毕，先应停止加热，然后关闭水源，拆除仪器（程序和装配时相反）。

3. 注意事项

（1）装配蒸馏装置时，必须做到紧密整齐。

（2）加入蒸馏液的体积，应不超过蒸馏瓶容积的 2/3，一般不少于 1/3。

（3）当蒸馏易挥发和易燃的液体时，不能用明火，一般以水浴为热源。

（4）开始加热前，必须在蒸馏瓶内加入止暴剂。如果蒸馏液已加热而没有加入止暴剂，补加时必须将蒸馏液冷却至沸点以下，方可加入。切忌将止暴剂直接加入已接近沸腾的蒸馏液中，否则蒸馏液可能突然放出大量蒸气，而将大部分液体从蒸馏瓶口喷出，造成火灾及烫伤事故。如果因故中途停止蒸馏，在再次加热前，应加入新的止暴剂。

七、减压蒸馏法操作

1. 减压蒸馏的装置

常用的减压蒸馏系统，整个系统可分为蒸馏、抽气以及测压装置等三部分。

（1）蒸馏装置：减压蒸馏瓶（又称克氏蒸馏瓶），有两个颈，其中一颈中插入温度计，另一颈中插入一根末端拉成毛细管的玻管，其长度应使其下端距瓶底 1~2mm。玻管上端有一段带螺旋夹的橡皮管。蒸馏液的接收器用蒸馏瓶或抽滤瓶。根据蒸出的液体的沸点不同，选用合适的热浴和冷凝管。

（2）抽气装置。

1）水泵。用玻璃或金属制成，其效能与其构造、水压及水温有关。水泵所能达到的最低压力为当时室温下的水蒸气压。例如，在水温为 6~8℃ 时，水蒸气压为 0.93~1.06kPa；在夏天，若水温为 30℃，则水蒸气压为 4.20kPa 左右。还有一种循环水泵装置，可节约用水，配有指针式压力表，减压效能也较好。

2）油泵。油泵的效能取决于油泵机械结构以及油的质量。好的油泵能抽至真空度 0.01333kPa（0.1mmHg）。油泵结构较精密，工作条件要求较严。蒸馏中如果有挥发性的有机溶剂、水或酸的蒸气进入，都会损坏油泵。为了防止易挥发的有机溶剂、酸性物质和水气进入油泵，必须在馏液接收器与油泵之间顺次安装冷却阱和几种吸收塔。按照冷却阱的构造，将它置于盛有冷却剂的广口保温瓶中。冷却剂可用冰-水、冰-盐、干冰等。吸收塔又称干燥塔，通常设两个，前一个装无水氯化钙（或硅胶），后一个装粒状氢氧化钠。有时为了吸除烃类气体，可再加一个装石蜡片的吸收塔。

（3）测压装置。实验室通常采用水银压力计测量减压系统的压力。开口式水银测压计的两臂汞柱高度之差即为大气压力与系统中压力之差，因此蒸馏系统内的实际压力（真空度）应是大气压力减去这一汞柱差。使用时，应避免水或其他污物进入压力计内，否则将严重影响其准确度。在泵前还应接一个安全瓶，瓶上的两通活塞供调节系统压力及放气之用。

2. 减压蒸馏操作

当被蒸馏物中含有低沸点的物质时，应先进行普通蒸馏，然后用水泵减压蒸去低沸点物，最后再用油泵减压蒸馏。

在克氏蒸馏瓶中放置待蒸馏的液体（不超过容积的 1/2），装好仪器，旋紧毛细管上的螺旋夹，打开安全瓶上的二通活塞，然后开泵抽气。逐渐关闭活塞，从压力计上观察系统所能达到的真空度。如果因为漏气而不能达到所需的真空度，可检查各部分塞子和橡皮管的连接是否紧密等。必要时可用熔融的固体石蜡密封（密封应在解除真空后才能进行）。如果超过所需的真空度，可小心地旋转活塞，慢慢地引进少量空气以调节至所需的真空度。调节螺旋夹，使液体中有连续平稳的小气泡通过。开启冷凝水，选合适的热浴加热蒸馏。加热时，克氏蒸馏瓶的圆球部位至少应有 2/3 浸入浴液中。控制浴温比待蒸馏液体的沸点高 20~30℃，以每秒钟馏出 1~2 滴为宜。

蒸馏完毕时，先撤去热源，待稍冷后，缓缓旋开夹在毛细管上的橡皮管的螺旋夹，并慢慢打开安全瓶上的活塞，使测压计的水银柱缓慢地回复原状（若放开得太快，水银柱很快上升，有冲破测压计的可能）。待系统内外压力平衡后，方可关闭抽气泵，以免抽气泵中的油反吸入干燥塔中。

实验结束后，拆除仪器。

3. 注意事项

（1）减压蒸馏的整个系统必须保持密封不漏气，所以选用橡皮塞的大小及钻孔都要十分合适。所有橡胶管最好用真空橡皮管。各磨口玻璃塞部位都应仔细地涂好真空脂。

（2）在整个蒸馏过程中，都要密切注意温度计和压力计的读数，经常查看蒸馏情况并记录压力、沸点等数据。

（3）蒸馏系统中所用玻璃仪器必须质地坚硬、耐压，以避免实验中途破裂。

八、水蒸气蒸馏法

1. 水蒸气蒸馏装置

实验室常用水蒸气蒸馏的简单装置，由水蒸气发生器、蒸馏部分、冷凝部分和接收器四个部分组成。

水蒸气发生器，一般用金属制成（也可用大的短颈圆底烧瓶代替），玻管为水位计，用来观察发生器内水面的高度。安全管（长1m，内径约 5mm 的玻璃管）。安全管应插到发生器的近底部。当水蒸气发生器内的气压太高时，水可沿着安全管上升，以调节内压。如果蒸馏系统发生阻塞，水便会从安全管的上口喷出，此时应检查圆底烧瓶内的蒸气导管下口是否已被阻塞。

蒸馏部分通常是用 500mL 以上的长颈圆底烧瓶。为了防止瓶中液体受热后因跳溅而冲入冷凝管内，故将烧瓶的位置向水蒸气发生器的方向倾斜 45°。瓶内液体不宜超过其容积的 1/3。蒸气导入管的末端应弯曲，使之垂直地正对瓶底中央并伸到接近瓶底。蒸气导出管（弯角约 30°）孔径应比水蒸气蒸馏液导出管略大一些，一端插入圆底烧瓶的双孔塞子中，露出约 5mm；另一端通过塞子和冷凝管相连接。蒸馏液通过接液管进入接收器。必要时接收器外围可用冷水浴冷却。

水蒸气发生器与圆底烧瓶之间应装上一个 T 形管，T 形管的支管连接橡皮管及螺旋夹。T 形管一方面用来除去水蒸气中冷凝下来的水，另一方面当操作发生不正常的情况时，可立即打开螺旋夹，使水蒸气发生器与大气相通，以保证安全。

2. 水蒸气蒸馏操作

先将待蒸馏液（混合液或混有少量水的固体）置于圆底烧瓶中，在水蒸气发生器中加入约占容器容积 3/4 的热水，并加入数片素烧瓷。待检查整个装置不漏气后，旋开螺旋夹，加热水蒸气发生器。当有大量水蒸气从 T 形管的支管冲出时，立即旋紧螺旋夹，水蒸气便进入圆底烧瓶内开始蒸馏。在蒸馏过程中，如果由于水蒸气的冷凝而使圆底烧瓶内液体量增加，以至超过圆底烧瓶容积的 2/3 时，或水蒸气蒸馏速度不快时，则可将圆底烧瓶隔石棉网直接加热。但应注意防止圆底烧瓶内发生严重的蹦跳现象，避免发生意外。蒸馏速度应控制在每秒钟 2~3 滴。在蒸馏过程中，必须经常检查安全管中的水位是否正常，圆底烧瓶中有无严重的溅飞现象。一旦发生不正常现象，应立即旋开螺旋夹排出水蒸气，然后移去热源，拆下装置进行检查。排除堵塞后再继续进行水蒸气蒸馏。当馏出液呈澄清透明无明显油珠时，便可停止蒸馏。首先旋开螺旋夹使与大气相通，然后方可停止加热，否则圆底烧瓶中的液体会倒吸到水蒸气发生器中。

3. 注意事项

（1）如果随水蒸气挥发的物质具有较高的熔点，在冷凝后易于析出固体，此时应将冷凝水的流速调小，使此物质在冷凝管中仍能保持液体状态便于流出。假如冷凝管中已有固体析出，并且接近阻塞蒸馏液的流出时，可暂时关闭冷凝水的流通，甚至可将冷凝水暂时放掉，以使冷凝管的温度上升。蒸馏物熔融成液体状态后，随水流入接收器中。必须注意当冷凝管夹套中重新通入冷却水时，要小心而缓慢，以免冷凝管因骤冷而破裂。如果冷凝管已被阻塞，应立即停止蒸馏，并设法疏通。可用玻棒将阻塞的晶体捅出，或在冷凝管夹套中灌入热水使之融化成液体而流出，然后再继续蒸馏。

（2）如果待蒸馏溶液的量较小，可用克氏蒸馏瓶代替圆底烧瓶。

九、萃取法操作

1. 萃取装置

实验室最常使用的萃取器械为分液漏斗。

2. 萃取操作

操作时应选择容积较待分离液体体积大1倍以上的分液漏斗，把下端的活塞擦干，薄薄地涂上一层润滑脂，塞好后再把活塞旋转数圈，使润滑脂均匀分布，然后放在铁圈中（铁圈固定在铁架上）。关好活塞，将待分离的溶液和萃取溶剂（一般占待分离溶液体积的1/3）依次自上口倒入分液漏斗中，塞好塞子。上口的塞子不能涂润滑脂，但应注意旋紧，以免漏出液体。取下分液漏斗，先用右手手掌顶住漏斗磨口玻璃塞子，手指可握住漏斗颈部或主体；左手握住漏斗下部的活塞部分，大拇指和食指按住活塞柄，中指垫在塞座下边，以防活塞脱出。振摇时将漏斗稍倾斜，漏斗的活塞部分向上，便于自活塞放气。开始时振摇要慢，每摇几次以后，将漏斗口朝向无人处开启活塞，放出因振摇而生成的气体，以便平衡内外压力。重复操作2~3次，然后再用力振摇相当时间，使两种不相溶的液体充分接触，提高萃取率。若振摇时间太短，则会影响萃取率。

将分液漏斗放回铁圈上静置，待溶液分成两层后，打开上面的玻塞，再将活塞缓缓旋开，使下层液体自活塞放出。分液时一定要尽可能分离干净，有时在两相间可能出现的一些絮状物也应同时除去。然后将上层液体从分液漏斗的上口倒出，切不可也从活塞处放出！以免被残留在漏斗颈上的第一种液体所污染。萃取次数取决于分配系数，一般为 3~5 次。

3. **注意事项**

（1）分液漏斗的玻塞和活塞应用橡皮筋（或细绳子）套扎在漏斗上，以免滑出打碎或调错。

（2）在操作时，须防止只拿分液漏斗下端的玻管，以免折断。分取下层液体时，应把分液漏斗放于铁架上，不能用手持分液漏斗进行分离液体。

（3）在萃取时，特别是当溶液呈碱性时，常常会产生乳化现象。有时由于存在少量轻质的沉淀、溶剂互溶、两液相的密度相差较小等原因，也可能使两液相不能很清晰地分层，这样很难将它们完全分离。用于破坏乳化的方法有：

1）较长时间静置。

2）若因两种溶剂（水与有机溶剂）能部分互溶而发生乳化，可以加入少量电解质（如氯化钠），利用盐析作用加以破坏。在两相密度相差很小时，也可加入食盐，以增加水相的密度。

3）若因溶液碱性而产生乳化，常可加入少量稀硫酸或采用过滤等方法除去。

十、重结晶

1. **重结晶的操作**

（1）溶剂的选择。重结晶对溶剂的基本要求是结晶物质在溶剂中热时溶解度高，冷时溶解度低，可以通过试验来选择。其方法为：取 0.1g 待重结晶的固体粉末置于一小试管中，用滴管逐滴加入溶剂并不断振荡，待加入的溶剂约 1mL 时，小心加热至沸（严防溶剂着火）。若此物质在 1mL 冷的或沸腾的溶剂中都能全溶，则此溶剂不适用。若该物质不溶于 1mL 沸腾溶剂中，再逐次加入 0.5mL 并加热至沸腾；若溶剂量达 3mL，该物质仍未溶解或物质溶于 3mL 以内的沸腾溶剂中，但冷却后无结晶析出，则此溶剂也不适用。若物质能溶于3mL 以内的沸腾溶剂中，冷却后能析出多量晶体，可认为这种溶剂适用。如果难以选择一种适用的溶剂时，常可使用混合溶剂。混合溶剂一般由两种能以任何比例互溶的溶剂组成。一般常用的混合溶剂有乙醇-水，乙醇-乙醚，乙醇-丙酮，乙醇-氯仿，乙醚-石油醚等。

（2）溶解及趁热滤过。将试样置于锥形瓶中，加入较需要量（根据查得的溶解度数据）稍少的重结晶溶剂，加热到沸腾。若未完全溶解，可再分次添加溶剂。每次加入后均需再加热使溶液沸腾，直至物质完全溶解，趁热滤过。如此时溶液中含有有色的物质，可在溶液中加活性炭脱色。加活性炭时，应将溶液稍放冷，然后加入适量活性炭，再煮沸 5~10min，趁热滤过。为加快滤过，可选用颈短而粗的玻璃漏斗。滤过前，把漏斗放烘箱中预先烘热，滤过时再将漏斗取出。在漏斗中放一折叠滤纸，先用少量热的溶剂湿润，以免滤纸吸收溶液中的溶剂使结晶析出而堵塞滤纸的滤过孔隙。滤过时，通常只有很少的结晶在滤纸上析出，可用少量热溶剂洗掉或弃掉。如滤纸上析出的结晶较多时，须用刮刀刮下，加少量的溶剂溶解并滤过。滤完后，加塞放置，冷却析晶。

（3）结晶。产生结晶时，如将滤液在冷却过程中不断搅拌，则可得到细小晶体。小晶体中包含的杂质较少，但表面积大，吸附于表面的杂质较多。如将滤液在室温下静置使之慢慢冷却，可得到较大晶体。若滤液经冷却后仍无晶体析出时，可用玻璃棒摩擦容器内壁以形成粗糙面，使溶质分子呈定向排列而形成结晶，也可投入晶种（若无此物质的晶体时，可用玻棒蘸一些滤液晾干后，摩擦容器内壁），使晶体迅速形成。

（4）减压滤过。为了使滤过迅速，可采用布氏漏斗进行抽气滤过，简称抽滤装置。

抽滤瓶的侧管用较耐压的厚橡皮管与安全瓶相连，再与水泵相连。布氏漏斗配一橡皮塞，塞在抽滤瓶上，必须紧密不漏气。漏斗管下端的斜口要正对抽滤瓶的侧管。布氏漏斗中铺的圆形滤纸要比漏斗内径略小，使能紧贴于漏斗底壁，但应能盖住所有小孔。抽滤前，先用少量同一种重结晶溶剂将滤纸润湿，然后打开水泵将滤纸吸紧，避免结晶在抽滤时从滤纸边沿吸入抽滤瓶中。将容器中液体和结晶倒入布氏漏斗中，进行抽滤。抽尽全部溶液后，可用少量滤液洗出粘附于容器壁上的结晶，以减少损失。

布氏漏斗上的结晶要用重结晶的同一种溶剂进行洗涤，以除去存在于结晶表面的母液。用量应尽量少，以减少溶解损失。洗涤时，暂时停止抽气，在晶体上加少量溶剂，用刮刀或玻璃棒小心搅动（不要使滤纸松动），使所有的结晶湿润。静置，再行抽气。在进行抽气的同时，用清洁的玻塞倒置在结晶表面上用力挤压，使溶剂和结晶更好地分开。一般重复洗涤 1~2 次即可。每次停止抽气时，必须先将安全瓶上的活塞打开与大气相通，再关闭水泵。

最后取出结晶，置于洁净的表面皿上晾干，或在低于该结晶熔点的温度下烘干。

2. 注意事项

（1）活性炭可吸附有色杂质、树脂状物质以及均匀分散的物质。使用活性炭脱色时，应注意下列几点：

1）必须避免用量过多，因为活性炭也可能吸附所要得到的试样。用量应根据杂质颜色深浅而定，一般为干燥粗晶重量的 1%~5%。如一次操作不能使溶液完全脱色，则可再用 1%~5% 的活性炭重复操作。

2）不能向正在沸腾的溶液中加入活性炭，以免溶液暴沸而溅出。

3）活性炭在水溶液中脱色效果较好，在非极性溶液中脱色效果较差。

（2）如趁热滤过时溶液稍经冷却就很快析出结晶，或滤过的液体量较多，则应使用热滤装置，即把玻璃漏斗套在一个金属制的热水漏斗套里。这种滤过方法的好处是，在热水漏斗的保温下，可以防止在滤过过程中因温度降低而在滤纸上析出结晶。但在滤过易燃的有机溶剂时，一定要熄灭周围的火焰。

（3）应用折叠滤纸（又称菊花形滤纸）时，折纹勿折至滤纸的中心，否则滤纸中央位置易在滤过时破裂。使用时，将折好的滤纸翻转并整理好，放入漏斗中，以避免将弄脏的一面接触滤液。

参 考 文 献

［1］吴立军. 天然药物化学［M］. 6 版. 北京：人民卫生出版社，2011.

［2］肖培根. 新编中药志［M］. 第一卷. 北京：化学工业出版社，2002.

［3］裴月湖. 天然药物化学实验指导［M］. 4 版. 北京：人民卫生出版社，2016.

［4］吴立军. 天然药物化学实验指导［M］. 3 版. 北京：人民卫生出版社，2011.

第二篇

实验项目
SHIYAN XIANGMU

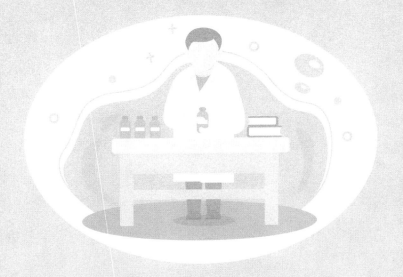

实验一　薄层色谱（TLC）

薄层色谱是色谱法中应用最普遍的方法之一，具有分离速度快、效率高等特点，适用于微量样品的分离鉴定，在天然药物化学成分的研究中得到了越来越广泛的应用和发展。

【实验目的】

（1）学习并掌握薄层板的制备和使用方法。

（2）了解薄层色谱的原理及应用范围。

【实验原理】

薄层色谱是把吸附剂（或载体）均匀地铺在一块玻璃板或塑料板上形成薄层，在此薄板上进行色谱分离，按分离机制可分为吸附、分配、离子交换和凝胶过滤色谱等。

薄层色谱多数情况是一种吸附层析，利用吸附剂对化合物吸附能力的不同而达到分离。吸附剂吸附能力的大小与化合物极性大小有关。化合物极性大，被吸附剂吸附得牢，R_f值小；反之，化合物极性小，R_f值大。一个化合物在某种吸附剂上 R_f 值的大小主要取决于展开剂的极性大小，即展开剂极性大，化合物 R_f 值大；展开剂极性小，化合物的 R_f 值小。

薄层板根据在制备过程中分为干法制板还是湿法制板两种：干法制板为软板，湿法制板为硬板。

【实验内容】

一、薄层板的制备

（1）干法：取 150~200 目的色谱用中性氧化铝适量，散布在玻璃板上，用一根推捧匀速地从一端向另一端推进，使吸附剂均匀地在玻璃板上铺成一薄层，即可使用。薄层的厚度取决于推棒下层的塑料圈的厚度，一般以 0.25mm 为宜。

（2）湿法

1）硅胶 G 薄层板的制备：称取硅胶 G12g，加蒸馏水 34mL，充分搅拌成糊状后，迅速分倒在四块 5cm×20cm 的玻璃板上，铺匀，水平放置；待室温阴干后，110℃活化 1h，备用。

2）硅胶 CMC-Na 薄层板的制备：称取 CMC-Na（甲基纤维素钠）0.1g，加 1mL 酒精湿润后，溶于 17mL 蒸馏水中。立即用力振摇、搅拌（如不溶可加热），全部溶解后，加入过 200 目筛的层析用硅胶 5g，搅拌成糊状，均匀地铺在两块 5cm×20cm 的玻璃板上，水平放置，室温阴干后，于 110℃活化 1h，备用。

二、薄层色谱

（1）制板：取 150~200 目的层析用氧化铝按上述干法制成薄层板（5cm×20cm）一块。

（2）点样：取管口平整的毛细管三支分别吸东莨菪碱、其苦碱莨菪碱及两者混合的氯仿溶液，点在上述制好的薄层板上，点的直径一般为 2~3mm，点与点之间的距离一般为 1.5cm 左右。样品点在离薄层一端为 2cm 左右的起始线上，离板边约有 1cm 的距离。

（3）展开：点样完毕，待溶剂挥干后，用氯仿：丙酮：无水乙醇（8：2：0.5）上行展开。其方法是将薄层板斜放在盛有展开剂的层析槽内，薄板上端有塑料盖垫起使与液面成 15°左右的夹角，点有样品的一端浸入溶剂中，深 0.5cm 左右，切勿使溶剂浸没原点，盖好层析槽盖。当溶剂前沿达板的另一端 1cm 左右时，即可取出薄层板，标出溶剂前沿位置。

（4）显色：取出的薄层板，立即喷洒改良碘化铋钾试剂，使其显色，计算比移值（R_f 值）。

$$比移值（R_f 值）= \frac{原点到样品斑点中心的距离}{原点到展开剂前沿的距离}$$

【实验说明及注意事项】

（1）制薄层板用的玻璃应干燥、清洁。

（2）干法制板时，推捧用力要均匀，中间不要停顿，否则薄层厚度不均匀。

（3）点样时，样品浓度不要太高，点样量也不要太多，否则会斑点拖尾。若样品浓度太低，可待第一次点样溶剂挥发干后，再第二次点样。

（4）薄层板放于层析槽时，注意切不可将原点浸入溶剂中。

（5）层析后的薄层板，取出立即喷洒显色剂，否则，溶液挥干后喷显色剂会吹散吸附剂。但湿法制的硬板就不必如此。

（6）湿法制的硬板活化的温度和时间可依需要调整：一般检识水溶性成分或一些极性大的成分，所用的薄层板只在空气中自然干燥，即可使用。

参 考 文 献

［1］吴立军．天然药物化学实验指导［M］．3版．北京：人民卫生出版社，2011.

［2］裴月湖．天然药物化学实验指导［M］．4版．北京：人民卫生出版社，2016.

［3］中国科学院上海药物研究所．中草药有效成分提取与分离［M］．二版．上海：上海科学技术出版社，1983.

［4］徐绥绪．天然药物化学实验指导［M］．沈阳：沈阳药科大学，1999.

［5］李伯廷．植物药有效成分的提取与分离［M］．太原：山西高校联合出版社，1993.

［6］吴立军．天然药物化学［M］．6版．北京：人民卫生出版社，2011.

［7］肖培根．新编中药志［M］．第一卷．北京：化学工业出版社，2002.

［8］徐任生．天然药物化学［M］．北京：科学出版社，1993.

［9］吴勇．现代药学实验教程［M］．成都：四川大学出版社，2008.

［10］徐任生．天然药物化学［M］．北京：科学出版社，1993.

实验二　薄层色谱法检识中药制剂化学成分

【实验目的】

（1）掌握薄层色谱法的操作技术及分离原理。

（2）掌握中药制剂鉴别的一般程序及定性检识的原理。

（3）熟悉检识其所含化学成分的方法与实验技术。

【实验原理】

本实验是根据中药制剂牛黄解毒片中的主要成分或特征成分的性质，选用适当的溶剂和方法对试样进行预处理，尽量排除干扰物质，达到提高待测成分或特征成分的相对浓度，以利在进行薄层色谱鉴别时提高色谱清晰度，实现应用薄层色谱检测技术鉴别和控制中药制剂的质量。

【实验内容】

牛黄解毒片为包衣片。处方为：牛黄 50g，雄黄 50g，石膏 200g，大黄 200g，黄芩 150g，桔梗 100g，冰片 25g，甘草 50g。以上八味药，雄黄水飞或粉碎成极细粉；大黄粉碎成细粉；牛黄、冰片研细；其余黄芩等四味加水煎煮 2 次，每次 2h。合并煎煮液，滤过，滤液浓缩成稠膏，加入大黄、雄黄粉末，制成颗粒，干燥；再加入牛黄、冰片粉末，混匀，压制成 1000 片，包衣即得。

1. 牛黄的鉴别

（1）供试液制备：取本品 10 片，刮去包衣，研碎，加 10mL 氯仿研磨，滤过，再用 10mL 氯仿浸洗滤渣，合并滤液，浓缩至 1mL 为供试液。

（2）对照液制备

1）取胆酸 0.001g 溶于 1mL 氯仿中，作为对照品溶液；

2）取缺牛黄的模拟牛黄解毒片（相当于 10 片），按供试液制备法处理，得阴性对照液。

（3）薄层色谱检识。

薄层板：硅胶 G-CMC-Na。

样品：牛黄解毒片供试液。

对照品：胆酸对照液；

模拟牛黄解毒片对照液。

展开剂：正己烷-醋酸乙酯-醋酸-甲醇（6∶32∶1∶1）。

显色剂：喷雾 5%磷钼酸乙酸溶液，110℃加热 10min。

2. 冰片的鉴别

（1）供试液制备：取本品 2 片，刮去包衣，研碎，加 4mL 甲醇-氯仿（1∶1），室温下浸渍 30min，时加振摇，滤过。滤液使成 5mL，作为供试液。

（2）对照液制备

1）取冰片适量，加甲醇-氯仿（1∶1）溶解，制成 1mL 含 4mg 的溶液；

2）取缺冰片的模拟牛黄解毒片（相当于 2 片），按供试液制备法处理，得阴性对照液。

（3）薄层色谱检识

薄层板：硅胶 G。

试样：牛黄解毒片供试液。

对照品：冰片对照液，模拟牛黄解毒片对照液。

展开剂：石油醚-醋酸乙酯-苯（18∶2∶4）。

显色剂：喷雾 5%磷钼酸乙醇溶液，110℃加热显色。

3. 大黄的鉴别

（1）供试液制备：取本品 6 片，刮去包衣，研碎，加 10mL 甲醇回流提取 15min，冷后滤过，滤液使成 5mL，作为供试液。

（2）对照液制备

1）取 1g 大黄药材，同供试液制备法制成对照液；

2）分别取大黄素、芦荟大黄素、大黄酚和大黄素甲醚对照品适量，加乙醇溶解成 1mL 对照品溶液；

3）取缺大黄的模拟牛黄解毒片（相当于 6 片），同供试液制备法制得阴性对照液。

（3）薄层色谱检识

薄层板：硅胶 CMC-Na。

试样：牛黄解毒片供试液。

对照品：大黄药材对照液，模拟牛黄解毒片对照液；

　　　　大黄素、芦荟大黄素、大黄酚和大黄素甲醚对照液。

展开剂：石油醚（60~90℃）-甲酸乙酯-甲酸（15∶5∶1）上层溶液。

显色剂：显色前后置日光及紫外光（365nm）下观察，再喷雾 0.5%醋酸镁乙醇溶液显色。

4. 黄芩的鉴别

（1）供试液的制备：取本品 6 片，刮去包衣，研碎，加 10mL 甲醇回流提取 15min，放冷后滤过，滤液使成 5mL，作为供试液。

（2）对照液的制备

1）取 1g 黄芩，同供试液制备法处理，得对照液；

2）取黄芩苷对照品适量，加乙醇溶液 1mL 含 1mg 的对照品溶液；

3）取缺黄芩的模拟牛黄解毒片（相当于 6 片），同供试液制备法制得阴性对照液。

（3）薄层色谱检识

薄层板：硅胶 CMC-Na。

试样：牛黄解毒片供试液。

对照品：黄芩药材对照液，黄芩苷对照液，模拟牛黄解毒片对照液。

展开剂：醋酸乙酯-丁酮-甲酸-水（5∶3∶1∶1）。

显色剂：喷雾 1%三氯化铁乙醇溶液。

5. 甘草的鉴别

（1）供试液的制备：取本品 6 片，刮去包衣，研细，加乙醚 20mL，回流提取 1h，滤过，残渣挥干乙醚；加入甲醇 20mL，加热回流 1h，放冷后滤过。滤液浓缩至 2mL 为供试液。

（2）对照液制备

1）取甘草药材 1g，剪细，同供试液制备法处理，得对照液；

2）取缺甘草的模拟牛黄解毒片（相当于 6 片），同供试液制备法制得阴性对照液。

（3）薄层色谱检识

方法 A　薄层板：硅胶 CMC-Na。

试样：牛黄解毒片供试液。

对照品：甘草对照液，模拟牛黄解毒片对照液。

展开剂：先用苯-氯仿-甲醇（10∶10∶1）展开至前沿，取出晾干；再以苯-氯仿-甲醇（5∶5∶1）做第二次展开。

显色剂：在紫外灯（365nm）下检视。

方法 B　薄层板：硅胶 G 加 1%氢氧化钠溶液铺板，晾干。

试样：牛黄解毒片供试液。

对照品：甘草药材对照液，模拟牛黄解毒片对照液。

展开剂：醋酸乙酯-甲醇-冰醋酸-水（30∶2∶2∶4）。

显色剂：喷雾 10%硫酸乙醇溶液，105℃加热，显蓝色斑点。

【思考题】

（1）薄层色谱鉴别中药制剂时，通常要制备一系列的对照液，为什么？

（2）制备阴性对照液，对薄层色谱鉴别中药制剂有什么意义？

（3）制备冰片供试液，为什么要在低温或室温条件下操作，对色谱鉴别有什么影响？

（4）大黄中 5 种主要游离蒽醌成分展开后，其 R_f 值为什么不同？请阐明理由。

参 考 文 献

［1］王薇. 中药化学实验指导［M］. 西安：陕西科学技术出版社，2014.

［2］郭力，康文艺. 中药化学实验［M］. 北京：中国医药科学出版社，2018.

［3］匡海学. 中药化学实验方法学［M］. 北京：人民卫生出版社，2013.

［4］傅超美. 中药药剂学实验［M］. 2 版. 北京：中国医药科学出版社，2018.

［5］杨志欣，王锐. 中药药剂学实验［M］. 北京：中国中医药出版社，2017.

实验三　试管及纸片法在天然药物化学成分系统预试中的应用

【实验目的】

（1）了解天然药物化学成分预试的意义。

（2）掌握天然药物化学成分预试的方法，并对预试结果做出初步判断。

【预试液的制备】

1. 水浸提法

称取天然药物粉末 6g，加蒸馏水 50mL，在 50~60℃水浴上加热 1h（用温度计控制温度，不可超过规定温度，否则将影响蛋白质等的检出），趁热过滤。滤液可供检糖、多糖、有机酸、苷类、酚类、鞣质、氨基酸、蛋白质、生物碱等用。

2. 乙醇提取法

称取天然药物粉末 6g，加 50mL 95%的乙醇，在水浴上回流 1h 后过滤。滤液可供黄酮、蒽醌、酚类、鞣质、苷类、有机酸、香豆素、萜类、内酯及甾体等项的检查。

如预试天然药物为植物叶，因其含叶绿素较多，并尽可能将叶绿素除去，以减少对预试的干扰，方法是将中药粉末 95%乙醇在水浴上回流后，过滤而得到的乙醇提取液，加适量的水，使含醇量为 70%，转入分液漏斗中，加等体积的石油醚或汽油振摇，分出下层醇液，水浴上减压浓缩至干，95%乙醇溶解后供用。

3. 石油醚提取法

称取中草药粉末 1g，加入 10mL 石油醚（沸程 60~90℃），室温放置 3~4h 后过滤，滤液放在表面上，让石油醚挥发。石油醚提取液可供萜类，甾体，脂肪等项的预示。

为了对照检查，特配制了生物碱、蛋白质、有机酸、酚类、鞣质、糖、皂甙、黄酮、内酯、强心甙、蒽醌、挥发油等标准品，在每一种成分的检查时，均同标准品对照检查。

【各类成分的检查】

1. 生物碱

（1）碘化铋钾试剂（Dragendorff 试剂）：取水提液 1mL 加盐酸酸化，滴加此试剂，如有橘红色沉淀生成，即表示可能含有生物碱。

（2）碘化汞钾（Mayer 试剂）：样品液同上，亦酸化成酸性，滴加此试剂，如有白色或淡黄色沉淀产生，即表示可能含有生物碱。

（3）硅钨酸试剂（Bentrand 试剂）：取水提液 1mL 加盐酸酸化，滴加此试剂，如有浅黄色或灰白色沉淀产生，即表示可能含有生物碱。

2. 氨基酸、多肽、蛋白质

（1）双缩脲试检（Biuret 反应）：取水提液 1mL 加入 40％NaOH 和 1％硫酸酮溶液等量混合液，摇匀，如显紫色和紫红色，表示含有多肽或蛋白质。

（2）茚三酮试剂（Linhgdrin 试剂）：取水提液 1mL 加入 0.2％茚三酮溶液 2~3 滴，摇匀，在沸水浴上加热 5min，冷却后，如显蓝色或紫色，表明含有氨基酸、多肽或蛋白质。

（3）吲哚醌反应：样品点在试纸上，喷洒吲哚醌试剂，用吹风机吹干后，于 100℃烘箱中烘 6~10min，产生各种颜色均为正反应，表示有氨基酸及其衍生物。

3. 有机酸

（1）pH 试纸检查：用 pH 试纸检查水提液和乙醇提取液如呈酸性，表明含有游离的有机酸或酚性物质。

（2）澳酚兰试剂：水提液点样于纸片上，喷洒 0.1％澳酚兰试剂，立即在蓝色的背景上显黄色的斑点。如不明显，可再喷洒氨水，然后暴露于盐酸气体中，背景逐渐由蓝变为黄色，而有机酸盐的斑点仍为蓝色。

4. 酚类化合物和鞣质

（1）1%三氯化铁试剂：取样品液 1mL，溶液如为酸性，即可直接检验，如为碱性，应加醋酸酸化后，再滴加醋酸溶液 1~2 滴显蓝、暗绿或蓝紫色，示含有酚类或鞣质。

（2）三氯化铁-铁氰化钾试剂：点样于纸片上，喷洒次试剂，如立即显蓝色斑点，证明可能含有鞣质、酚类以及还原性化合物。

（3）香草醛-盐酸试剂：点样于纸片上稍干湖，喷洒此试剂，立即显不同程度的红色，对具有间苯二酚和间苯三酚的化合物呈阳性反应。

为了进一步确证是一般酚类化合物还是鞣质与生物碱或明胶产生沉淀的性质，可将鞣质除去后再进行试验（生物碱可选用 0.1%咖啡碱水溶液）。

5. 糖、多糖和苷

（1）裴林试剂（Fehling 试剂）：取水提液 1mL，加入新配制的裴林试剂 4~5 滴，在沸水浴上加热数分钟，如产生红棕色沉淀，证明有还原糖。为了检查多糖和苷，另取 2mL 水提液，在沸水浴上加热 10min，滤去沉淀，滤液加 10% HCl 酸化后，再加入过量的盐酸 1mL，于沸水浴上加热 30min，如有混悬物析出，表明可能是苷元，滤去沉淀。加 10%氢氧化钠呈碱性，再加入裴林试剂，加热 10min，如有红棕色沉淀，表示有多糖或苷。

（2）α-萘酚（Molish 反应）：取水浸提液或乙醇提取液 1mL 加入 5%α-萘酚乙醇溶液 2~3 滴，摇匀，沿试管壁缓缓加入 1mL 浓硫酸，如在试液与浓硫酸的交界面产生紫红色环，证明有糖类、多糖、苷类。

（3）氨性硝酸银试剂（Tollens 试剂）：0.1mol/L 硝酸银溶液和 5mol/L 的氨水等量混合，将样品点在纸片上，喷洒此试剂，在 100℃ 加热 5~10min，如有还原糖，即现褐色斑点。

6. 皂苷

（1）泡沫试验：取水浸液 1~2mL 于试管中，强烈振摇，如产生持续性泡沫，且泡沫的量不少于液体体积的 1/3，放置 10min 以上，甚至加热，加乙醇，泡沫也不明显地减少，表明含有皂苷。

（2）溶血试验：取红血球、生理盐水的混悬液，加数滴皂苷溶液，观察悬浊液是否澄明，溶液颜色是否红色，必要时可在电动离心机中离心分层。观察上层清液颜色，若有溶血现象，证明含皂苷。

（3）醋酐-浓硫酸反应（Liberman-Berchard 反应）：取乙醇提取液置蒸发皿中，于水浴上挥去乙醇残渣，滴加 0.5mL 醋酐溶解；滴加数滴浓硫酸，如呈紫红色，且溶液上层逐渐由蓝色变为污绿色，即表明含皂苷、甾体、三萜类，此显蓝色反应变色情况甾体皂苷比三萜皂苷快。

7. 甾皂体

（1）醋酐-浓硫酸反应：样品同上，方法亦同上。

（2）氯仿-浓硫酸反应（Salkonsk 反应）：取乙醇提取液置瓷蒸发皿中，于水浴上蒸干；残渣用 1mL 氯仿溶解转入试管中，加 1mL 浓硫酸，如氯仿层显红色或青色，浓硫酸层有绿色荧光，示含甾醇。

（3）三氯化锑（Kahlenberg 反应）：接上述方法所得残渣，加氯仿溶解，加入三氯化锑的氯仿饱和溶液，如显红色，即表明含甾体。

注：强心苷、三萜类等能产生类似的颜色反应。

8. 黄酮类

（1）盐酸-镁粉反应：取乙醇提取液 1mL 于试管中，加镁粉少许，再滴加浓盐酸数滴（必要时在沸水中加热 3min），如呈现棕红色，表明含有黄酮体或黄酮。

（2）1%三氯化铝乙醇溶液：将样品点于纸片上，喷洒此试剂；干燥后，置紫外灯下观察有明显的黄绿色荧光，表明含黄酮类化合物。

（3）荧光试验：取 1mL 乙醇提取液，于水浴上蒸去乙醇；残渣加 0.5mL 硼酸的饱和水溶液和 0.5mL 10%柠檬酸丙酮溶液，再蒸去溶剂至干；残渣置紫外灯下照射，如显强烈的荧光，表明含有黄酮类化合物。

9. 内酯、香豆素及其苷

（1）含有香精的水溶液有蓝色荧光，加氨后变为黄色荧光。

（2）重氮化反应：取乙醇提取液 1mL，加等量 3%碳酸钠液于水浴中煮沸 3min，冷却后加入新配制的重氮化试剂 1~2 滴，显红色，表明含有香豆精及其甙。

（3）异羟肟酸铁反应：取乙醇提取液 1mL，加入 10 滴盐酸羟胺的饱和乙醇液，20 滴氢氧化钠的饱和乙醇液，加温至反应开始（有泡发生）。冷却后滴加 5%盐酸使之呈弱酸性，滴加 5 滴 1%$FeCl_3$溶液，如有橙红色或紫色反应，表明含有内酯、香豆精及其甙。

10. 强心甙

（1）3，5-二硝基苯甲酸试剂（Kedde 试剂）：取乙醇提取液 0.5mL，加入此试剂 2 滴，再加入 2 滴 10%NaOH，呈红色或紫色，表明含强心甙。

（2）碱性苦味酸试剂（Baliet）：取乙醇提取液 1mL，加入此试剂一滴（放置 15min），呈橙色或橙红色，表明含强心甙。

（3）克勒尔-克林尼反应（Keller-Kiliani 反应）：取乙醇提取液置试管中，水浴上蒸去乙醇；余物用 0.5mL 含有少量三氯化铁的冰醋酸液溶解，沿管壁加入浓硫酸 1mL，界面处呈红棕色或其他颜色（随甙元性质而异），而上层冰醋酸逐渐在绿色变为蓝色，表明可能含有带有氧糖的强心甙。

11. 蒽醌类

（1）1%硼酸水溶液：将乙醇提取液点样纸片上，喷洒此试剂，如显黄、橙、红色荧光，表明含有蒽醌及甙类。

（2）0.5%醋酸甲醇溶液：将乙醇提取液点于纸片上，喷洒此试剂，如呈橙红色、紫色、紫红色，表明含蒽醌及其甙类。

（3）碱性试验：取乙醇提取液 1mL；加入 1mL 10%NaOH 溶液，如产生红色，表明含有蒽醌及其甙类。

12. 挥发油及油脂

（1）一般检查：水提液如有香味表明含有挥发油，将石油醚提取液滴于纸片上，如滤纸上的油斑在室温下就挥发，可能含有挥发油；如油斑不消失，则可能为油脂。

（2）0.5%荧光素水溶液：将石油醚提取液点滴于纸片上，喷洒此试剂后，将纸片暴露在碘蒸汽（或溴蒸气）中，含有双键的萜斑点呈黄色，背景很快就变为淡红色。

（3）25%磷钼酸乙醇溶液：将石油醚浸提液点于纸片上，喷洒此试剂后，于 115~118℃ 烘 2min，对油脂、三萜及甾醇等显蓝色，背景为黄绿色或藏青色。

【预试结果的判断】

由于预试检查是用粗提取物（本预试中挥发油例外），有时反应结果不如纯品明显（如异羟肟酸铁反应），有些反应为几种成分所共有（如三氯化铁反应），反之也有个别反应具有一定的局限性（如盐酸-镁粉反应），因此，预试只能作为成分的初步判断。根据预试检查结果，如某类成分的检查均为正反应，则认为有某类成分；如部分为正反应，或由于成分干扰以致反应结果难以判断者，则认为可能含有某类成分；如均为负反应，则可初步肯定无某类成分。

【预试报告记录】

（1）天然药物名称。

（2）药用部分特征（色泽、嗅、味等）。

（3）化学成分的预试及初步判断（以下表格式列出）。

成分类别	试　验	反 应 现 象	反应结果（＋、－、±）	初步判断

注：表中符号+表示正反应；-表示负反应；±表示可疑。

（4）结论。

（5）预试日期。

参 考 文 献

［1］吴立军．天然药物化学实验指导［M］. 3 版．北京：人民卫生出版社，2011.

［2］吴立军．天然药物化学［M］. 6 版．北京：人民卫生出版社，2011.

［3］杨义芳，孔德云．中药提取分离新技术［M］. 北京：化学工业出版社，2010.

［4］裴月湖．天然药物化学实验指导［M］. 4 版．北京：人民卫生出版社，2016.

实验四　补骨脂香豆素的提取、精制与鉴定

补骨脂为豆科植物补骨脂（*Psoralea corylifolia* L.）的成熟种子，又名：破故纸，婆固脂，胡韭子；药性：苦、辛、温；归肾、脾经，具有补肾壮阳，固精缩尿，肾虚腰痛，小便频数，小儿遗尿，肾漏，温脾止泻，纳气平喘的作用。其有效成分为：呋喃香豆素和黄酮类。

【实验目的】

（1）学习和掌握呋喃香豆素的溶剂提取法。

（2）掌握呋喃香豆素的一般检识方法。

【实验原理】

补骨脂中呋喃香豆素类主要成分的结构见图 4-1。

补骨脂内酯 mp.159～160℃　异补骨脂内酯 mp.138～139℃

图 4-1　补骨脂中呋喃香豆素类主要成分的结构

补骨脂内酯与异补骨脂内酯均为白色针状结晶，能溶于氯仿、丙酮、苯、甲醇、乙醇、丙二醇等；微溶于水、乙醚；难溶于四氯化碳、冷石油醚中，两者皆具有升华性。

【实验内容】

一、提取与精制

（1）补骨脂素的提取与精制

补骨脂素的提取与精制流程见图 4-2。

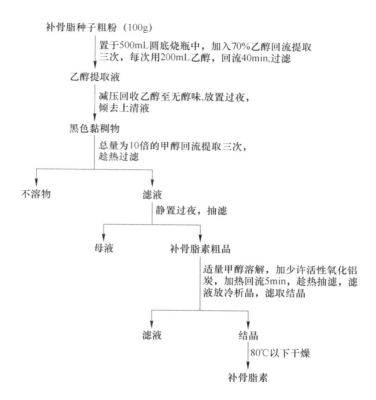

图 4-2　补骨脂素的提取与精制流程

（2）补骨脂素与异补骨脂素的分离

补骨脂素与异补骨脂素的分离流程见图 4-3。

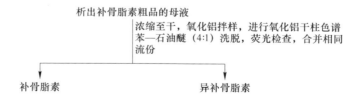

图 4-3　补骨脂素与异补骨脂素的分离流程

二、鉴定

（1）溶解性试验 取样品少许加稀氢氧化钠 1~2mL，加热，观察现象；再加稀酸试液几滴，观察现象。

（2）观察荧光 取样品少许溶于氯仿中，用毛细管点于滤纸上，于紫外灯下观察荧光与颜色。

（3）显色反应 取样品少许溶于乙醇中，加异羟肟酸铁试剂，观察颜色。

（4）薄层色谱鉴别

样品：1）自制的补骨脂素和异补骨脂素的甲醇溶液。

2）补骨脂素和异补骨脂素的对照品溶液。

吸附剂：中性氧化铝，干法铺软板，105℃活化 30min。

展开剂：苯-石油醚（8：2）（每 50mL 加丙酮 15 滴）。

显色：紫外灯下观察荧光。

【思考与作业】

（1）香豆素类化合物有哪些主要理化性质，这些性质在提取、分离和鉴定中有何应用？

（2）异羟肟酸铁反应的机制如何？

参 考 文 献

[1] 吴立军. 天然药物化学实验指导 [M]. 3 版. 北京：人民卫生出版社，2011.

[2] 李伯廷. 植物药有效成分的提取与分离 [M]. 太原：山西高校联合出版社，1993.

[3] 吴勇. 现代药学实验教程 [M]. 成都：四川大学出版社，2008.

[4] 陈德昌. 中药化学对照品工作手册 [M]. 北京：中国医药科技出版社，2000.

[5] 杨义芳，孔德云. 中药提取分离新技术 [M]. 北京：化学工业出版社，2010.

实验五　大黄中蒽醌类化合物的预试

大黄为蓼科大黄属植物掌叶大黄（*Rheum Palmatum* L.），唐古特大黄（*R. tanguticum* Maxim et）或药用大黄（*R. officinale* Baill.）的根茎，主要含蒽醌类化合物，有泻下和抗菌作用，为常用中药。

【实验目的】

（1）掌握梯度 pH 萃取法和提取分离大黄中各种蒽醌甙元的原理及实验方法。

（2）了解蒽醌类化合物的颜色反应及色谱检查方法。

【实验原理】

大黄中主要成分的物理性质：大黄酸（rhein）mp. 321℃；大黄素（emodin）mp. 254～256℃；芦荟大黄素（aloe-emodin）mp. 223～225℃；大黄酚（chrysophanol）mp. 193～196℃；大黄素甲醚（physcion）mp. 203～207℃等。

本实验是根据大黄中的蒽醌类甙元成分能溶于氯仿的性质，采用氯仿提取；又利用羟基蒽醌类化合物酸性强弱不同，用 pH 梯度法进行分离。具有羧基或多个 β 位酚羟基的蒽醌可溶于 5% 碳酸氢钠溶液；具有一个 β 位酚羟基的蒽醌可溶于 5% 碳酸钠溶液；只具有 α 位酚羟基的蒽醌，酸性弱，只溶于氢氧化钠溶液。最后，通过蒽醌类化合物的颜色反应及色谱检查进行辨别。

【实验内容】

一、大黄中蒽醌甙元的提取分离

1. 大黄中蒽醌甙元的提取

取大黄粗粉 50g 置于 1000mL 圆底烧瓶中，加 20% H_2SO_4 30mL，

氯仿 200mL，水浴回流 1h，稍冷后过滤，滤出浸液；药渣再加 20% H_2SO_4 30mL，氯仿 200mL，水浴回流 45min，滤出浸液；合并所得浸液，残渣弃去，氯仿提取液于分液漏斗中，分出酸水层，得氯仿提取液。回收氯仿至剩余氯仿约 100mL，用蒸馏水洗至 pH = 6。

2. 大黄酸的分离

将含有总蒽醌苷元的氯仿液 100mL 于 500mL 分液漏斗中，加 5% $NaHCO_3$ 溶液 150mL 充分振摇（注意防止乳化，下同），静置至彻底分层；分出碱水层，置 250mL 烧杯中，在搅拌下滴加 20% 盐酸至 pH = 3，待沉淀析出完全后，过滤；沉淀干燥后，加冰醋酸 10mL 加热溶解，趁热过滤，滤液放置析晶，过滤；用少量冰醋酸淋洗结晶，得黄色针晶为大黄酸。

3. 大黄素的分离

5% $NaHCO_3$ 溶液萃取过的氯仿层，再加 5% 碳酸钠溶液 300mL 振摇萃取，静置至彻底分层后，分出碱水层，在搅拌下用 20% 盐酸酸化至 pH = 3，析出棕黄色沉淀，抽滤；水洗沉淀物至洗出液呈中性，沉淀经干燥后，用 15mL 丙酮热溶，趁热过滤，滤液静置，析出橙色针晶；过滤后，用少量丙酮淋洗结晶，得大黄素。

4. 芦荟大黄素，大黄素甲醚和大黄酚混合物的分离

经 Na_2CO_3 提取过的氯仿液，再用 5% NaOH 溶液提取四次（80、60、40、20mL），合并 NaOH 液，用盐酸中和至不再析出沉淀；析出黄色沉淀，抽滤，水洗，70℃烘干，称重。

5. 芦荟大黄素的分离

将 4 得沉淀物溶于少量氯仿（约 30mL），用 0.25% NaOH 溶液提取 3 次（20、10、5mL），合并提取液用盐酸中和至中性，析出棕黄色沉淀，抽滤，70℃烘干；用少量乙酸乙酯重结晶，析出棕黄色针晶为芦荟大黄素，抽滤，烘干，称重。

6. 大黄素甲醚和大黄酚混合物的分离

经 0.25% NaOH 提取过的氯仿液，再用 5% NaOH 提取三次（20、10、5mL），合并提取液，用盐酸中和至中性，析出黄色沉淀，抽滤。水洗，70℃烘干；用少量乙酸乙酯重结晶，得大黄素甲醚和大黄酚混合物，抽滤，烘干，称重。

二、颜色反应及色谱检查

（1）取以上各产物少量，分别于试管中，加 5% NaOH 溶液数滴，观察颜色变化。

（2）取以上各产物少量，分别于试管中加浓 H_2SO_4 数滴，观察颜色变化。

（3）取以上各产物少量，分别于试管中，加少量甲醇溶解，再滴加醋酸镁的甲醇溶液数滴，观察颜色变化。

（4）薄层色谱：

吸附剂：硅胶 G 板，105℃，活化 2h。

展开剂：氯仿-乙酸乙酯-醋酸（4∶1∶0.2）。

检品：各产物的乙醇液。

显色：可见光下观察色斑，紫外灯下观察萤光斑点。

三、实验说明及注意事项

（1）大黄中蒽醌的存在形式以结合状态为主，游离状态的仅占小部分。为了提高游离蒽醌的得率，在提取过程中采用酸水解和萃取相结合的方法。

（2）两相萃取时，不可猛力振摇，只能轻轻旋转摇动，时间可长一些，以免造成严重乳化现象而影响分层。氯仿液用水洗时，尤其易乳化，可加入氯化钠盐析，使两层分离。

【思考与作业】

（1）大黄中 5 种羟基蒽醌化合物的酸性和极性大小应如何排列，为什么？

（2）pH 梯度法的原理是什么，适用于哪些中药成分的分离？

（3）大黄蒽醌苷元的纸层析鉴别用什么作展开剂和显色剂？

（4）蒽醌类化合物的薄层色谱分析用什么作吸附剂、展开剂和显色剂？

（5）蒽醌类与醋酸镁显色反应的必要条件是什么，其颜色反应与羟基所在的位置有何关系？

参 考 文 献

［1］肖培根. 新编中药志［M］. 第 1 卷. 北京：化学工业出版社，2002.

［2］王素贤，华会明，吴立军. 茜草中蒽醌类成分的研究［C］. 药学学报，1992，27（10）：743-747.

［3］林启寿. 中草药成分化学［M］. 北京：科学出版社，1977.

［4］裴月湖. 天然药物化学实验指导［M］. 4 版. 北京：人民卫生出版社，2016.

实验六　虎杖蒽醌类成分及白黎芦醇苷的提制和鉴定

虎杖系蓼科蓼属植物（*Polyganum cuspidetum* Sieb. et Zucc.）的根茎，又名阴阳莲。性微苦、微寒，民间用于消炎、杀菌、利尿、通经和镇痛。近年来用于烫伤、止血、消结石和降血脂均有疗效。虎杖根茎中含有大量的蒽醌类成分和二苯乙烯类成分，后者具有降血脂的作用。

一、部分已知成分的物理性质

（1）大黄酚（chrysophanol）。

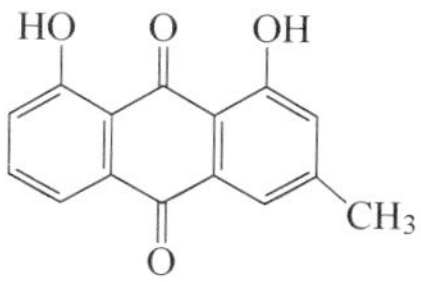

图 6-1　大黄酚化学结构

金黄色六角形状结晶（丙酮中结出）或针状结晶（乙醇中结出）196℃，能升华；不溶于水，易溶于苯、氯仿、乙醚、乙醇、冰醋酸，稍溶于甲醇，难溶于 Na_2CO_3 和 $NaHCO_3$ 水溶液，可溶于 NaOH 及热水溶液。

（2）大黄素（emodin）。

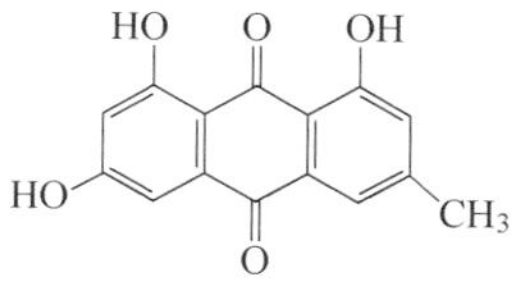

图 6-2　大黄素化学结构

橙黄色长针晶（丙酮中结出者为橙色，甲醇中为黄色），mp. 256~

257℃，能升华，其溶解度如下：Et$_2$O 0.14%，CCl$_4$ 0.01%，CHCl$_3$ 0.0718%，CS$_2$ 0.009%；几乎不溶于水，易溶于乙醇，可溶于NH$_4$OH、Na$_2$CO$_3$和 NaOH 水溶液。

（3）大黄素-6-甲醚（physion）。

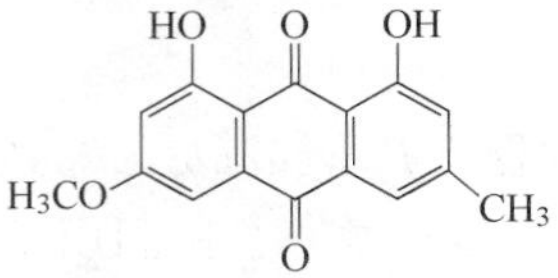

图 6-3　大黄素-6-甲醚化学结构

金黄色针晶。熔点 207℃。能升华，溶解性质与大黄酚相似。

（4）虎杖苷（polygonln）。

为大黄素的苷。结构未明，可能是混合物，浅黄色针状结晶。mp. 203～205℃。以甲醇、乙醇或乙酸乙酯重结晶时，若急速冷却，呈胶冻状，多次重结晶后慢慢冷却，得浅黄色针状结晶，不溶于乙醚、难溶于丙酮，可溶于热的乙酸乙酯、热的甲醇或乙醇，冷后均较难溶，可溶于 NaHCO$_3$ 水溶液，冷水中溶解度不大。

（5）大黄素 β-D-葡萄糖苷（emodin monoglycoside），mp. 190～191℃，为浅色针晶（稀乙醇中结出，含 1 分子结晶水）。

（6）大黄素 6-甲醚-8-D 葡萄糖苷，mp. 230～232℃，为黄色针晶（稀甲醇中结出）。

（7）白黎芦醇（resveratrol）。

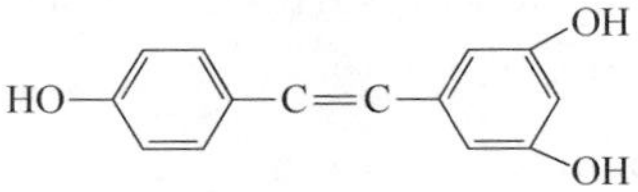

图 6-4　白黎芦醇化学结构

无色针状结晶，mp. 256～257℃，261℃，264℃，能升华，易溶于乙醚、氯仿、甲醇、丙酮等。

（8）白黎芦醇葡萄糖苷（polydatin，peceid）。

又名 3,4,5-三羟基芪-3-β-D-葡萄糖苷，mp. 225～232℃，易溶于甲醇、丙酮、热水，可溶于 EtOAc，稍溶于冷水，但可溶于 NaCO$_3$ 和

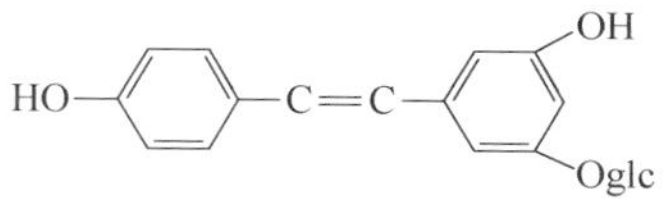

图 6-5　白黎芦醇葡萄糖苷化学结构

NaOH 水溶液，难溶于乙醚。

（附注：此化合物具顺，反二种异构体，能够互相转化，所得常是两者的混合物，以反式为多，故与前人工作中所报道的熔点有所不同，按本实验方法所得的白黎芦醇苷结晶仿呈分子结晶水，在 130～140℃时先融化，继续加热又固化，至 225～226℃全熔）。

【实验目的】

（1）学习用 pH 梯度萃取法分离本性不同的蒽醌类成分。

（2）学习脂溶性成分和水溶性成分的分离方法。

（3）了解蒽醌类成分的一般性质和鉴别反应。

【实验原理】

虎杖中的蒽醌类成分由于结构中羧基和酚羟基数目及位置不同而呈现不同强度的酸性，根据此性质，在乙醚萃取出脂溶性成分后，碱度递增的水溶液（5% $NaHCO_3$，5% $NaCO_3$，2% $NaOH$）自乙醚中提出游离蒽醌类成分，达到分离目的。本实验涉及的知识点：溶剂提取法、萃取、pH 梯度萃取法、色谱检识、重结晶等。

【实验内容】

1. 实验流程

实验流程见图 6-6。

2. 乙醇总提取物的制备

取虎仗粗粉 200g，用 95% 乙醇回流提取二次（500mL 回流 1h，450mL 回流 30min）。合并乙醇液。放置如有沉淀。抽滤一次，减压回收乙醇至糖浆状（要求乙醇回收至无醇味）。

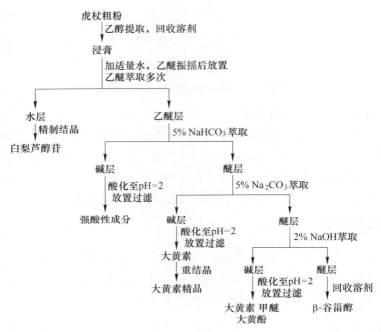

图 6-6　实验流程

3. 总游离蒽醌的提取

将上述提取转移至三角瓶中，加入 30mL 水，溶解后加 100mL 乙醚，不断振摇后放置，将上层乙醚倾入另一 500mL 三角瓶中（切勿将水倒出），或用吸管吸出，瓶中糖浆状物再以乙醚多次萃取，每次萃取的乙醚用量顺序为 50mL，40mL×4，合并乙醚液为总游离蒽醌，乙醚提取的剩余物含水溶性成分，上继续分离，在第 4 项中做。

4. 游离蒽醌的分离

（1）强酸性成分的分离。上述乙醚液移至分液漏斗中，用 5% $NaHCO_3$ 水溶液（测定 pH 值）取 3～4 次（40，30×2），合并碱液，在搅拌下慢慢滴加 6NHCl，调 pH=2。放置，抽滤，水洗沉淀至近中性，干燥，得深褐色粉末，为强酸性部分。

（2）中等酸性成分——大黄素的分离。以上用 $NaHCO_3$ 取过的乙醚液用 5%（测定 pH 值），取 5～9 次（40×3，30×4）。碱液用量视碱水层萃取液色较浅为止。合并碱液。加浓 HCl 调 pH = 2。稍放置。抽滤。沉滤以水洗至中性，干燥，称重，用丙酮结晶一次（1：15）。再用甲醇重结晶（1：15~20）。得大黄素结晶，mp. 256~257℃。

（3）弱酸性成分——大黄酚和大黄素 6-甲醚的分离。以上用 Na_2CO_3 萃取过的乙醚液用 2%NaOH（测 pH 值）萃取 4~5 次。每次 20mL 合并 NaOH 液。同（2）法处理。干燥后粗品以 $CHCl_3$-MgOH（1：1）重结晶，再用乙醇重结晶。

（4）中性成分——甾醇类化合物的分离。上述 NaOH 萃取过的乙醚液，用水洗至中性，以无水 Na_2SO_4 脱水，回收乙醚得残留物，即得 β-谷甾醇粗品。

用甲醇少量溶解 β-谷甾醇，作 TCL 鉴识用。

5. 白黎芦醇葡萄糖苷的分离

取 "2." 中乙醚提取过的糖浆状物，挥去乙醚，置烧杯中加 500mL 水，搅拌混合后，直火加热 20~30min。倾出上层液，稍冷过滤。滤液加活性炭煮沸 10min。趁热过滤，滤液置蒸发皿中。水浴浓缩至 15~20mL。水液用乙酸乙酯（约 30mL）萃取。回收乙酸乙酯。

6. 鉴识

（1）层析法鉴定

1）游离蒽醌的硅胶 G TLC。

对照品：大黄素甲醚与大黄酚的混合物。

样品：大黄素、大黄素甲醚。强酸性部分。

展开剂：苯：乙酸乙酯（8：2），石油醚-己烷-甲酸乙酯-甲酸（1：3：5：1，5：0.1）加 0.5mL 水，上层。

显色剂：5%KOH 喷色。

2）甾醇类成分的硅胶 G TLC。

样品：β-谷甾醇粗品。

对照品：β-谷甾醇。

展开剂：环己烷：丙酮（8：2）。

显色剂：10%磷钼酸乙醇溶液 120℃烘烤数分钟。

（2）定性反应

1）游离蒽醌的反应。分别取大黄素、大黄素甲醚少许，用乙醇溶解，做如下反应：

①Borntragor 反应，取试液 1mL，滴加 2%NaOH 液观察颜色。

②Mg(Ac)$_2$ 试验，取试液 1mL，加入 0.5% Mg(Ac)$_2$ 溶液 2~3 滴，观察颜色。

2）甾醇类显色反应。

Liebberman-Burchard 实验：取样品少许，加 1mL 醋酐溶解，加浓硫酸 1 滴，观察颜色变化（此试验可在蒸发皿或点滴板上进行）。

3）白黎芦醇苷的呈色反应。取样品少许，用乙醇溶解，做如下反应：

①荧光反应：将试液滴在滤纸上，在紫外光下观察荧光。

②三氯化铁-铁氰化钾反应。将试液用毛细管滴在滤纸上，喷上述试剂观察颜色。

③偶合反应。取试液 1mL，加 0.5mL 5%Na$_2$CO$_3$ 然后滴入新配制的重氮化试剂 1~2 滴，观察颜色。

④Molish 反应。取试液 1mL，加入等体积的 10% α-萘酚乙醇液，摇匀，沿试管壁加 2~3 滴浓 H$_2$SO$_4$，观察两液界面颜色。

⑤Gibb's 反应。取试液 1mL，滴加 0.5% 2,6-二氯苯醌-4-亚胺氯化物的乙醇溶液 2~3 滴，并加 Na$_2$CO$_3$ 调 pH=10 左右，观察颜色（Gibb's 试剂须在临用前配制）。

【思考题】

（1）pH 梯度萃取法的原理是什么，适用于哪些中草药成分的分离？

（2）根据 TLC 结果，分析各蒽醌类成分的结构与 pH 值的关系。

（3）试说明各显色反应的机制。

（4）本实验在操作方面应注意什么？

（5）总结萃取操作程序及注意事项？

（6）重结晶操作的关键步骤是什么？

（7）过滤方式有几种，怎样选用？

（8）活性炭脱色在什么溶剂中效率最高，为什么加入活性炭时，要求溶液不能太热？

（9）试述有机溶剂和溶液的一般浓缩方式。

（10）在水与亲脂性有机溶剂萃取时，为什么样品中不能有醇，体会乙醇总提取液浓缩至无醇味的含义。

参 考 文 献

［1］肖培根．新编中药志［M］．第一卷．北京：化学工业出版社，2002.

［2］国家中医药管理局《中华本草》编委会．中华本草［M］．第 18 卷．上海：上海科技出版社，1999.

［3］徐任生．天然药物化学［M］．北京：科学出版社，1993.

［4］王素贤，华会明，吴立军．茜草中蒽醌类成分的研究［M］．药学学报，1992，27（10）：743～747.

［5］裴月湖．天然药物化学实验指导［M］．4 版．北京：人民卫生出版社，2016.

［6］吴立军．天然药物化学实验指导［M］．3 版．北京：人民卫生出版社，2011.

实验七 槐米中黄酮苷元的提制和鉴定

槐米系豆科槐属植物（*Sophora japonica* L.）的花蕾，历来用作止血药物治疗痔疮、子宫出血、吐血、鼻血等症；主要化学成分为芦丁（亦称芸香苷 rutin），含量可高达 23.5%。药理证明芦丁有调节毛细血管渗透作用，临床上用作毛细血管性止血药，作为高血压症的辅助用药。

芦丁广泛存在于植物中。现已发现含有芦丁的植物达 70 种以上。由槐米提取芦丁的方法有水或醇浸取法，热、冷碱浸取酸沉淀法，每种方法各有优缺点。前者所用时间长，后者有一定水解产物存在。为克服这些缺点，目前已有超声提取的新技术，利用强力超声波发生"空化"现象瞬间所产生的强大冲击力，使药料组织中的分子在不破坏结构的情况下，更快地与组织剥离，继而分散溶解在溶剂中，从而提高溶出的速度和溶出率。

本实验的提取部分采用超声提取新技术和传统的水煎煮提取两种方法进行提取并对比两种提取方法的提取效率。

一、主要黄酮类成分的物理性质

（1）芸香苷（Rutin）。

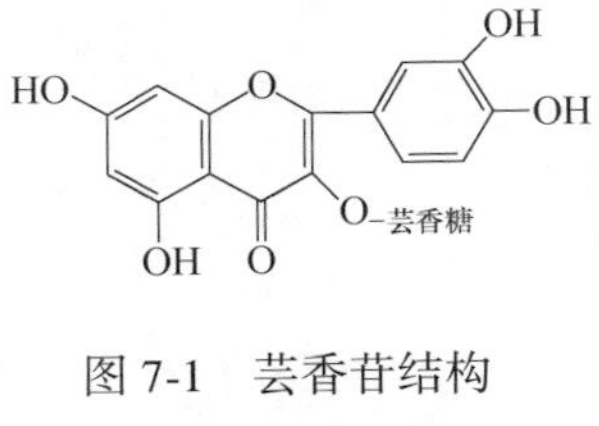

图 7-1 芸香苷结构

淡黄色针状结晶，熔点：含三分子结晶水物 174~178℃，无水物为 188℃。

表 7-1 溶解度 （％）

溶剂	水	MeOH	EtOH	吡啶
冷	0.0013	1.0	0.36	8.5
热	0.55	11.2	3.5	易溶

不溶于乙醚、氯仿、石油醚、乙酸乙酯、丙酮等溶剂。易溶于碱液中呈黄色，酸化后复析出。可溶于浓硫酸和浓盐酸呈棕黄色。加水稀释后又析出。

（2）槲皮素（quercetin）。

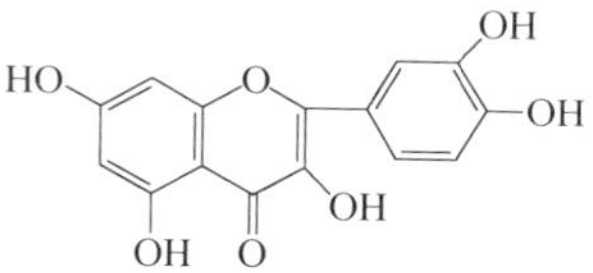

图 7-2 槲皮素化学结构

黄色结晶。熔点：含两分子结晶水物 313～314℃。无水物 316℃。

溶解度：乙醇 1：290，无水乙醇 1：23（沸时）。可溶于 MeOH、EtOH、冰 HAc、吡啶、丙酮等溶剂，不溶于水、乙醚、苯、氯仿、石油醚。

【实验目的】

（1）通过两种提取芦丁方法的对比，了解超声提取的新技术。

（2）了解黄酮类化合物的一般性质。

（3）学习聚酰胺 TLC 法在黄酮类化合物中的应用。

（4）掌握由黄酮苷水解制取黄酮类苷元的方法。

（5）通过测定芦丁槲皮素的紫外光谱，进一步了解如何利用紫外光谱对黄酮类化合物进行结构测定。

【实验原理】

（1）利用芦丁可溶于热水，难溶于冷水及易溶碱水、难溶于水的性质进行提取。

（2）黄酮苷可通过酸水解，得到苷元及糖，并可通过 TLC、PC 及乙酰化物制备进行鉴识。

（3）不同类酮类化合物对紫外光有特定吸收，可利用此特点对其进行定性、定量测定。

（4）本实验涉及的知识点：超声提取、重结晶、聚酰胺色谱、水解法测定苷的结构等。

【实验内容】

实验流程见图 7-3。

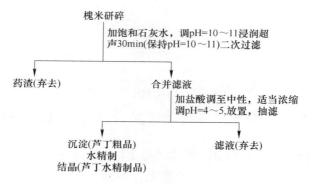

图 7-3　实验流程

1. 芦丁的提取

称取槐花米 30g，研碎后投入 70℃石灰水中，迅速搅拌均匀，调控 pH=10～11，浸润 20min，然后超声提取 30min（保持 pH 不变）二次，合并过滤液，以盐酸酸化至 pH=4～5，放置，滤取沉淀即得芦丁粗品。

2. 芦丁的精制

上述沉淀称重后（湿品）加入 30～40 倍量的热水溶解，趁热过滤，放冷析出结晶、过滤、结晶自然干燥（或在红外灯下干燥），得芦丁精品。

再取 1g 芦丁水精制品用 MeOH 重结晶（1∶10～15）得芦丁精品。

3 芦丁的水解

称取芦丁水精制品 1g，置 250mL 圆底烧瓶中加 1% H_2SO_4 100mL 直火回流 30min（注意观察现象），放冷过滤（滤液留作糖的检识）。沉淀物为芦丁苷元——槲皮素的粗品。用甲醇重结晶。干燥称重，得槲皮素精品。

4. 糖的检识

取芦丁水解后的滤液 20mL。加 Ba（OH）$_2$ 溶液（或固体 $BaCO_3$）中和至中性，不断搅拌下进行。滤去白色的 $BaSO_4$ 沉淀。滤液浓缩至 2~3mL 作纸层析的样品溶液。

条件：对照品：鼠李糖、葡萄糖。

展开剂：n-BuOH—HAc—H_2O(4：1：5) 上层液。

显色剂：苯胺—邻苯二甲酸盐试剂，喷后在 105℃加热5~10min。

5. 芦丁及槲皮素的聚酰胺层析

样品：1%芦丁、槲皮素甲醇液。

展开剂：80%乙醇。

显色方法：用浓氨水或 1%$AlCl_3$醇溶液显色后，日光及荧光灯下观察。

6. 槲皮素乙酰化物的制备及熔点测定

称取精制槲皮素 150mg 置 25mL 三角瓶中。加 10mL 醋酐和一滴浓 H_2SO_4 振摇，完全溶解后放置 24h；倾入 60mL 冷水中，不断搅拌，至油滴消失，则析出白色沉淀，滤取沉淀并洗涤，以 95%乙醇重结晶，得槲皮素五乙酰化物的白色结晶，mp. 193℃。

7. 芦丁及苷元的定性反应

（1）样品制备：取芦丁及槲皮素精制品少许用 MeOH 溶解。

（2）定性试验：取上述两试液 1mL 分别量小试管中，按下列方法进行试验，比较苷与苷元的反应情况：

1）Molish 反应。加 10% α-萘酚溶液 1mL，振摇后斜置试管。沿管壁滴加 0.5mL 浓 H_2SO_4 静置观察液面交界处颜色变化。

2）盐酸锌粉（镁粉）。芦丁（槲皮素）分别于 2 支试管中加浓 HCl，再各加入 Mg 粉和锌粉，观察颜色变化。

3）FeCl$_3$反应。分别加 FeCl$_3$醇溶液 1~2 滴，观察颜色。

4）Mg（Ac）$_2$纸片反应。取三张滤纸条，分别滴 2 滴芦丁，槲皮素甲醇溶液，然后各加 1% Mg（Ac）$_2$甲醇溶液 2 滴，于紫外灯下观察荧光变化。

5）AlCl$_3$纸片反应。2 条纸片上分别滴加芦丁、槲皮素后，各加 1% AlCl$_3$乙醇溶液 2 滴，于紫外灯下观察荧光变化。

6）锆盐-柠檬酸反应。分别加入 2%ZrOCl$_2$甲醇溶液 3~4 滴，观察颜色，然后加入 2%柠檬酸甲醇溶液 3~4 滴，观察颜色。

8. 槲皮素的碱降解

称取槲皮素 50mg，置 50mL 磨口三角瓶中，依次加入 10mL H$_2$O 及 5g KOH。加热回流 4~5h，反应液用 6N HCl 调 pH = 2~3。用乙醚提取三次（共约 10mL 左右），分取乙醚层，水洗至中性，回收乙醚，残渣做 TLC。检查降解结果。

TLC 条件：

吸附剂：硅胶 G-CMC。

展开剂：CHCl$_3$-Me$_2$CO-HAc（8：2：0.5）。

对照品：原儿茶酸、间苯三酚。

显色剂：三氯化铁-铁氰化钾试剂。

9. 芦丁及槲皮素紫外光谱测定

（1）试液配制。

1）无水甲醇：用分析纯甲醇加入 10%氧化钙放置 24h，然后蒸馏，即得。

2）甲醇钠溶液：取 0.25g 金属钠切碎，小心加入 10mL 无水甲醇（此液置玻璃瓶中，用橡皮塞密封）。

3）AlCl$_3$取 1g 无水 AlCl$_3$（呈黄绿色）小心加入甲醇 20mL，放置 24h，全溶即得。

4）醋酸钠：采用试剂级无水粉末醋酸钠。

5）硼酸饱和溶液：将试剂级无水硼酸加入适量无水甲醇制成饱和溶液。

（上述各溶液可贮存 6 个月）

（2）测定方法。精密称取芦丁、槲皮素各 10mg 分别用甲醇溶解，并稀释至 100mL 从中吸取 5mL，置 50mL 容量瓶中，用甲醇稀释至刻度（20μg/mL）。

1）样品甲醇溶液光谱。取样品液置石英杯中，在 200~400nm 内进行扫描，重复操作一次，观察紫外光谱。

2）甲醇钠光谱。取样品液置石英杯中，加入甲醇钠溶液 3 滴，立即测定，放置 5min 后再测一次。

3）$AlCl_3$ 光谱。在盛有样品液的石英杯中，滴入 6 滴 $AlCl_3$ 溶液，放置 1min 后测定，然后加入 3 滴 HCl 溶液（HCl：H_2O，1：1），再进行测定。

4）NaAc 光谱。取样品液约 3mL，加入过量的无水 NaAc 固体，摇匀（杯底剩有约 2mm 厚的 NaAc），加入 NaAc 后 2min 进行测定。5~10min 后再测一次。

5）NaAc/H_3BO_3 光谱。

方法 A：在测定用的盛有检品及 NaAc 液的石英杯中，加入足够量的无水硼酸粉末，使成饱和液进行测定（本法适用于在加入 NaAc 5min 后无分解现象的样品）。

方法 B：于样品液（约 3mL）中加入 5 滴 H_3BO_3 溶液，然后迅速加入无水 NaAc 粉末饱和，立即测定。

【思考题】

（1）为什么必须热水提取，水提取多用煎煮法而不用回流提取法，为什么？

（2）一般提取液需经适当浓缩才可析出结晶，为什么芦丁未经浓缩就析出结晶？

（3）一般需经分离净化才能得到化合物粗品，为什么芦丁未经这些处理就得到了粗品？

（4）酸水解常用什么酸，为什么用 H_2SO_4 比用 HCl 水解后处理更方便。

（5）为什么定性反应有的在试管中做，有的在纸片上做。

（6）当反应试剂组成是 2 个以上时，常需考虑试剂的加入顺序，试分析盐酸-镁粉反应的情况。

（7）在本实验中，各项检识（包括显色反应、降解反应、酰化反应等）的原理是什么？写出槲皮素降解反应的主要产物。

（8）制备槲皮素的乙酰化物为何要加 1 滴浓 H_2SO_4？

（9）本实验中各种层析原理是什么？解释化合物结构与 R_f 值的关系。

（10）黄酮类化合物有哪些提取方法，芦丁的提取还可以用什么方法，超声提取有何优点？

（11）试讨论苷类成分的鉴定程序，并分析示教所做的紫外光谱图。

参 考 文 献

［1］徐任生，赵维民，叶阳．天然产物活性成分分离［M］．北京：科学出版社，2012.

［2］徐绥绪．天然药物化学实验指导［M］．沈阳：沈阳药科大学，1999.

［3］裴月湖．天然药物化学实验指导［M］．4 版．北京：人民卫生出版社，2016.

［4］李伯廷．植物药有效成分的提取与分离［M］．太原：山西高校联合出版社，1993.

［5］吴勇．现代药学实验教程［M］．成都：四川大学出版社，2008.

实验八　黄芩中黄酮类化合物的提取、分离和鉴定

　　黄芩为唇形科植物（*Scutellaria baicalensis* Georgi.）的干燥根，味苦，性寒。具有清热燥湿、泻火解毒、止血、安胎的功效，用于湿温、暑温胸闷呕恶、湿热痞满、泻痢、黄疸、肺热咳嗽、高热烦渴、血热吐衄、痈肿疮毒、胎动不安等。现代药理实验证明，黄芩具有清热、抗菌、利尿、降压和镇静等作用。它的主要成分之一黄芩苷具有镇静、解热和利尿作用。

　　黄芩含有多种黄酮类化合物，主要为黄芩苷（baicalin）、黄芩素（baicalein）、汉黄芩苷（wogonoside）、汉黄芩素（wogonin）、木蝴蝶素-A（oroxylin）、黄芩黄酮Ⅰ（skullcapflavone Ⅰ）、黄芩黄酮Ⅱ（skullcapflavoneⅡ）、β-谷甾醇（β-sitosterol）等。其主要化学成分的结构和理化性质如下。

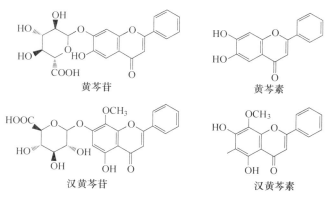

黄芩苷　　　　　　　　　黄芩素

汉黄芩苷　　　　　　　　汉黄芩素

图 8-1　化学成分与化学结构

　　（1）黄芩苷。淡黄色针晶，mp. 223℃，$[\alpha]_D^{18}$-144.9°（吡啶和水）；易溶于 N，N-二甲基甲酰胺（DMF）、吡啶，微溶于热冰醋酸，难溶于甲醇、乙醇、丙酮，几乎不溶于水、乙醚、苯、氯仿等溶剂。

黄芩苷有羟基,呈酸性,故可溶于碳酸氢钠、碳酸钠和氢氧化钠等碱液,但在碱液中不稳定,渐呈暗棕色。

(2)黄芩素。黄色针晶,mp. 264~265℃。易溶于甲醇、乙醇、丙酮、乙酸乙酯,微溶于乙醚、氯仿、较难溶于苯。在碱液中溶解,但不稳定,易氧化,呈绿色。

(3)汉黄芩苷。黄色针晶,无明显熔点,230℃变为红棕色,302℃变黑分解。几乎不溶于水和常见有机溶剂,微溶于50%乙醇的甲醇。

(4)汉黄芩素。黄色针晶,mp. 203℃。易溶于甲醇、乙醇、丙酮、乙酸乙酯,微溶于乙醚、氯仿、苯,难溶于水。

【实验目的】

(1)掌握黄酮类化合物的提取原理和方法。

(2)了解苷类鉴定的一般程序及方法。

【实验原理】

黄芩苷和苷元在热水中溶解度大,在强酸性条件下易析出,利用此性质从黄芩中提取总黄酮类化合物;并利用其不溶于酸的性质与酸溶性杂质分离,得到较纯的总黄酮;利用黄芩苷与苷元极性不同用溶剂法进行分离。

【实验内容】

一、提取分离

提取分离流程见图8-2。

二、鉴定

1. 熔点的测定

使用熔点测定仪,测定黄芩苷和黄芩素的熔点。

2. 显色反应

(1)盐酸镁粉反应:取样品少许,加稀乙醇热溶,加镁粉少许,

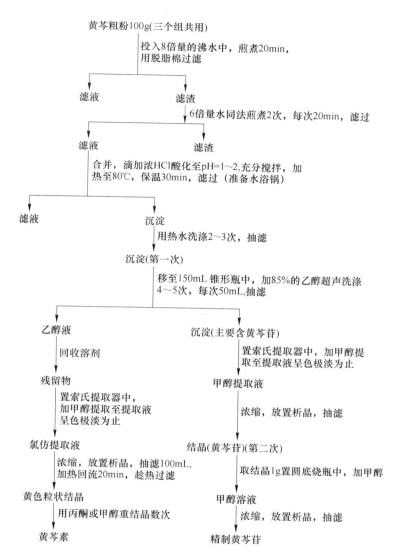

图 8-2　实验流程

滴加浓盐酸数滴，必要时水浴加热，观察溶液颜色的变化。

（2）三氯化铁反应：取样品少许，溶于水或乙醇中，加 1% 三氯化铁醇溶液 1 滴，观察溶液颜色的变化。

（3）Molish 反应：取样品少许置于试管中，加 0.5mL 乙醇溶解，再加入 1% α-萘酚溶液数滴；然后沿管壁加入浓硫酸约 0.5mL，观察两溶液界面处颜色的变化。

3. 色谱鉴定

样品的制备（黄芩苷的水解）：精密称取黄芩苷约 0.5g，置干燥 25mL 三角瓶中，加入浓硫酸 3mL，用玻棒搅拌均匀，滴加蒸馏水约 2mL 使黄芩苷溶解，得透明橙红色溶液。水浴加热 15min 左右，放冷。将此溶液在搅拌下倾入 100mL 冰水中，析出黄色沉淀，抽滤并用水洗涤至无酸性反应，干燥。

水解所得黄色沉淀，用氯仿反复提取，合并氯仿溶液，浓缩回收乙醇至干。残留物再用甲醇重结晶得黄色针晶，为黄芩素，供苷元的鉴定。

滤去苷元后的水液，分取 1/10。加固体碳酸钡使水溶液至中性，滤去碳酸钡沉淀。滤液浓缩至 2~3mL，供糖的鉴定。

（1）糖的纸色谱鉴定

样品：水解所得糖的溶液。

对照品：葡萄糖醛酸（准备葡萄糖对照品）。

支持剂：新华 1 号滤纸。

展开剂：正丁醇-醋酸-水（4:1:5，上层）。

显色剂：苯胺-邻苯二甲酸试液（准备显色瓶）。

于 105℃烘 10min，显色。葡萄糖醛酸 R_f 为 0.16（文献值）。

（2）黄芩苷和苷元的纸色谱鉴定

样品：自制黄芩苷和黄芩素的乙醇溶液。

对照品：1）黄芩苷对照品的乙醇溶液；

2）黄芩素对照品的乙醇溶液。

支持剂：新华 1 号滤纸。

展开剂：正丁醇-醋酸-水（4:1:5，上层）。

显色：1）紫外光下观察荧光；

2）2%三氯化铁乙醇溶液；

3）1%三氯化铝溶液，喷后紫外下观察荧光。

（3）黄芩苷的聚酰胺薄层色谱鉴定

样品：自制黄芩苷的乙醇溶液。

对照品：黄芩苷对照品的乙醇溶液。

吸附剂：聚酰胺薄膜。

展开剂：水-乙醇-乙酰丙酮（1∶1∶1）（冰乙酸）。

显色剂：2%三氯化铁乙醇溶液。

（4）黄芩苷元的薄层色谱鉴定

样品：自制黄芩素的乙醇溶液。

对照品：黄芩素对照品的乙醇溶液。

吸附剂：4%醋酸钠硅胶 G-CMC 板。

展开剂：1）乙酸乙酯-丁酮-甲酸-水（5∶3∶1∶1）；

　　　　2）苯-甲酸乙酯-甲酸（75∶24∶1）。

显色剂：1%三氯化铁乙醇溶液。

【思考题】

（1）从黄芩中提取黄酮类化合物的原理是什么？

（2）水提酸沉法提取黄芩苷应注意哪些操作，在大生产中应如何解决？

参 考 文 献

[1] 吴立军. 天然药物化学 [M]. 6 版. 北京：人民卫生出版社，2011.

[2] 肖培根. 新编中药志 [M]. 第一卷. 北京：化学工业出版社，2002.

[3] 徐任生. 天然药物化学 [M]. 北京：科学出版社，1993.

[5] 裴月湖. 天然药物化学实验指导 [M]. 4 版. 北京：人民卫生出版社，2016.

[6] 吴立军. 天然药物化学实验指导 [M]. 3 版. 北京：人民卫生出版社，2011.

[7] 徐任生，赵维民，叶阳. 天然产物活性成分分离 [M]. 北京：科学出版社，2012.

[8] 徐绥绪. 天然药物化学实验指导 [M]. 沈阳：沈阳药科大学，1999.

[9] 李伯廷. 植物药有效成分的提取与分离 [M]. 太原：山西高校联合出版社，1993.

[10] 吴勇. 现代药学实验教程 [M]. 成都：四川大学出版社，2008.

实验九　穿心莲内酯类成分的提制和鉴定

穿心莲为爵床科植物〔*Andrographis Paniculata*（Burm. f.）Ness〕的地上部分，又名一见喜或榄核莲，临床用作苦补脾胃及抗菌消炎药，治疗菌痢、流感、上呼吸道感染及钩端螺旋体均有好的疗效。已经证实其有效成分是二萜内酯类化合物。

一、主要已知成分的物理性质

（1）穿心莲内酯（andrographolide，穿心莲乙素）。

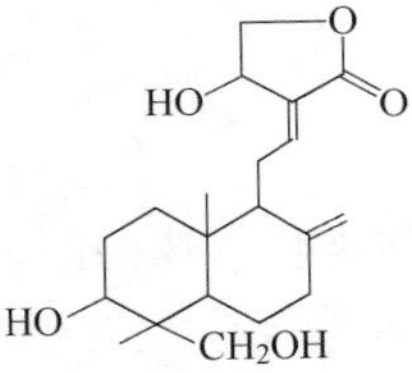

图 9-1　穿心莲内酯化学结构

无色四方形柱状结晶，（mp. 230～231℃〔α〕^{20}-126°，CHCl$_3$），易溶于丙酮、甲醇、乙醇、微溶于氯仿乙醚、难溶于水、石油醚、苯、味极苦。

（2）脱氧穿心莲内酯（14-deoxy-andrographolide，穿心莲甲素）。

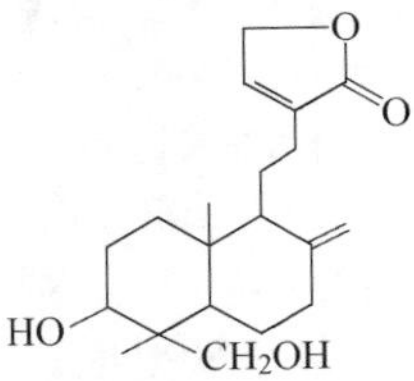

图 9-2　脱氧穿心莲内酯化学结构

无色片状结晶（丙酯、乙醇或氯仿中结出）或无色针状结晶

（乙酸乙酯结出），mp. 175～176℃，〔α〕^{20}-36°，易溶于甲醇、乙醇、丙酮、氯仿，可溶于乙醚，微溶于水，味稍苦。

（3）新穿心莲内酯（neo-andrographolide，穿心莲丙素）。

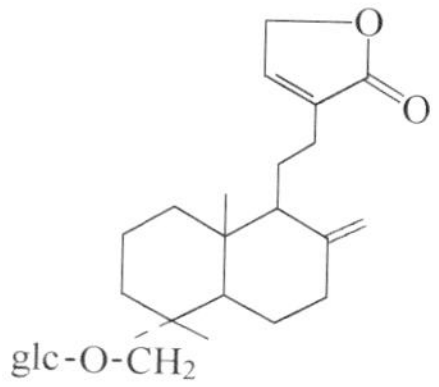

图 9-3　新穿心莲内酯化学结构

无色柱状结晶，mp. 168～169℃〔α〕^{20}-45°（1%无水乙醇），易溶于甲醇、乙醇、丙酮，较难溶于苯、乙醚、氯仿，微溶于水，无苦味。

（4）14-去氧-11-氧化穿心莲内酯（14-dexy-11-oxoandrographolids），无色针状结晶 mp. 98～100℃。

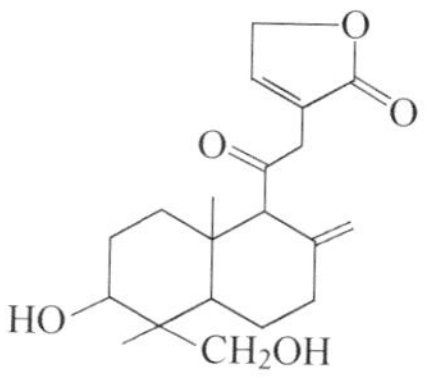

图 9-4　14-去氧-11-氧化穿心莲内酯化学结构

（5）14-去氧-11-氧化穿心莲内酯（14-dexy-11-oxoandrographolids），无色针晶 mp. 98～100℃。

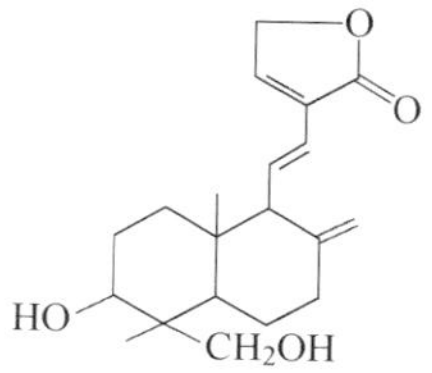

图 9-5　14-去氧-11-氧化穿心莲内酯化学结构

【实验目的】

（1）掌握渗漉法提取穿心莲内酯类成分的方法。

（2）学习用活性炭除去叶绿素和其他杂质的方法。

（3）掌握 α，β-不饱和内酯的呈色反应。

【实验原理】

根据穿心莲内酯类成分的溶解性能，用乙醇渗漉法进行提取。本实验涉及的知识点：渗滤法、除去叶绿素的方法、结晶法、色谱检识等。

【实验内容】

1. 实验流程

实验流程见图9-6。

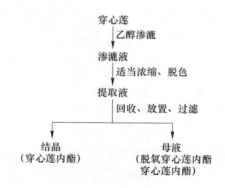

图9-6 实验流程

2. 实验方法

（1）提取与分离

取穿心莲粗粉200g，加少量95%乙醇闷润30分钟。装渗漉筒，然后加入乙醇（以没过药粉 1~2cm 为度）浸泡数小时，渗漉控速 3mL/min 左右（乙醇总用量约为生药量的 8~10 倍）。收集渗漉液，浓缩至600mL 左右，加活性炭脱色至溶液呈黄色或稍带绿色回流

30min，趁热过滤。溶剂回收至少量，放冷即结晶析出，为穿心莲内酯粗品。滤液加收乙醇，用氯仿少许溶解，作 TLC 鉴识用。

（2）鉴识

1）薄层层析法

吸附剂：硅胶 G-CMC；

对照品：穿心莲内酯，脱氧穿心莲内酯；

展开剂：$CHCl_3$-无水 EtOH（10：1）；

显色：碘蒸气熏。

2）显色反应

①Legal 反应：取试样少许，用吡啶溶解。加0.3%亚硝酰铁氰化钠溶液 2mL 10%NaOH 溶液 1 滴，摇匀。观察颜色。

②Kedde 反应：取试样少许。用乙醇溶解。加 Kedde 试剂 2 滴；观察显色情况。

【思考题】

（1）在中草药成分分离过程中，除去叶绿素的方法一般有哪几种？

（2）根据穿心莲中不同内酯成分的结构。还能采取什么方法进行分离？

（3）试说明显色反应的机理。

参 考 文 献

［1］吴立军．天然药物化学［M］．6 版．北京：人民卫生出版社，2011.

［2］肖培根．新编中药志［M］．第一卷．北京：化学工业出版社，2002.

［3］徐任生．天然药物化学［M］．北京：科学出版社，1993.

［4］王素贤，华会明，吴立军．茜草中蒽醌类成分的研究［C］．药学学报，1992，27（10）：743-747.

［5］裴月湖．天然药物化学实验指导［M］．4 版．北京：人民卫生出版社，2016.

［6］吴立军．天然药物化学实验指导［M］．3 版．北京：人民卫生出版社，2011.

实验十 齐墩果酸的提取、分离及鉴定

齐墩果酸是一种广谱抗变态反应药，对Ⅰ、Ⅱ型变态反应均有抑制作用。它又是一种良好的免疫调节剂，具有抑制肿瘤、降低转氨酶、防治肝炎肝硬化、降血糖、升白细胞和增强机体免疫功能等功效。齐墩果酸属五环三萜类化合物广泛分布于植物界，已报道其以游离态、酯、苷或兼有的形式存在于150多种植物中，而多数是以苷的形式存在。但含齐墩果酸的量超过10%的甚少。从刺五加、龙牙楤木中提得率超过10%，纯度达95%以上，是理想的药用资源。

女贞子为木樨科植物女贞（*Ligustrum lucidum* Ait.）的干燥成熟果实，为常用的扶正固本中药。药理研究表明，其促进免疫的主要有效成分为齐墩果酸、熊果酸及乙酰齐墩果酸。齐墩果酸以游离态和结合成苷的形式同存于女贞子中。经检测发现其齐墩果酸含量以幼果期（8月）含量最高，可达8.04%；随着发育成熟下降至2.5%左右。其在果实中的含量分布按高低排序为外中果皮>全果实>内果皮>种仁。女贞子还含橄榄苦苷、D-甘露醇、硬脂酸、植物蜡等。

女贞子中主要有效成分有：

（1）齐墩果酸（oleanolic acid）：$C_{30}H_{48}O_3$，白色针状结晶（95%乙醇），mp. 305~306℃。可溶于热甲醇、乙醇、乙醚、氯仿、丙酮等，不溶于水。

（2）熊果酸（ursolic acid）：$C_{30}H_{48}O_3$，白色针状结晶（95%乙醇），mp. 286~287℃。易溶于二氧六环、吡啶。可溶于热乙醇，微溶于苯、氯仿、乙醚，不溶于水。

（3）乙酰齐墩果酸（acetyl oleanolic acid）：$C_{32}H_{50}O_5$，白色簇晶，mp. 258℃~260℃。溶于氯仿、乙醚、无水乙醇，不溶于水。

【实验目的】

（1）掌握三萜皂苷元的提取、分离和鉴定技术，熟悉三萜皂苷

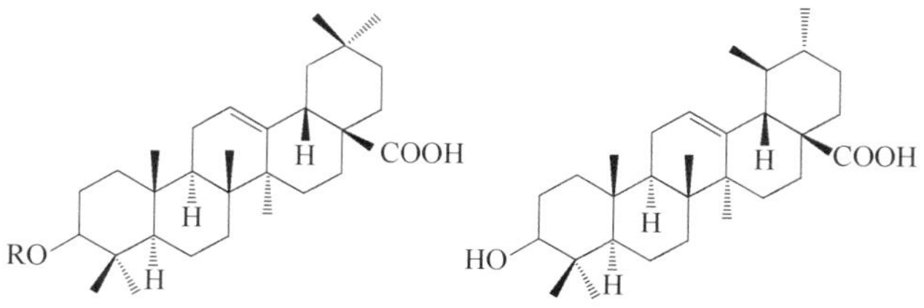

齐墩果酸 R＝H

乙酰齐墩果酸 R＝OCOCH₃

熊果酸

图 10-1　化学成分与化学结构

的性质。

（2）掌握两相溶剂的水解方法。

【实验原理】

根据女贞子中齐墩果酸以游离型和结合成苷的形式共存于果实中，采用酸水解、氯仿萃取同步法提取齐墩果酸。

【实验内容】

1. 提取

称取女贞子果皮粗粉 50g，置于圆底烧瓶内，加 15％盐酸溶液 350mL，氯仿 250mL，70℃水浴回流水解 2h，过滤；分取氯仿提取液（用水洗至中性，用无水硫酸钠脱水干燥、过滤）另存。药渣用水洗至中性，抽干；干燥药渣至含水量小于 10％。将干燥药渣置于圆底烧瓶内，加氯仿 250mL 回流 1h，合并二次氯仿提取液，取出 2mL 留待薄层鉴识；其余减压回收氯仿至糖浆状，趁热转移至烧杯中，冷后成半固状物。

2. 分离与精制

方法 1：取上述半固状物，以少量苯洗涤，除去脂溶性较大的成分，即有固体析出，抽干，得浅黄色析出物。用 1∶100 倍量（W/V）95％乙醇回流 10min，过滤，滤液浓缩至小体积，放置，析出粗晶，抽滤得齐墩果酸粗品。反复用 90％乙醇重结晶，可得较纯的齐墩果酸。

方法 2：同方法 1 用苯处理得浅黄色析出物，加 10 倍量 5%氢氧化钠溶液煮沸 10min，放冷后抽滤，适量热水洗涤 1~2 次，抽干得类白色析出物；用 95%乙醇回流溶解，趁热过滤，加盐酸调至 pH＝1~2，放置析晶。抽滤得齐墩果酸粗品，用正己烷-乙醇（1∶1）重结晶，可得较纯的齐墩果酸。

3. 鉴定

（1）呈色反应。取齐墩果酸少许置试管中，加醋酐 1mL，使溶解后，沿试管壁加硫酸数滴，在两液层交界处，出现紫红色环。

（2）薄层色谱鉴别。

薄层板：硅胶 G-CMG-Na 板。

点样：女贞子氯仿提取液、自制齐墩果酸乙醇溶液、齐墩果酸对照品乙醇溶液（1mg/mL）。

展开剂：氯仿-丙酮（95∶5）、环己烷-乙酸乙酯（8∶2）任选一种。

显色：喷 10% 硫酸甲醇溶液，105℃烘至显色，日光和紫外光灯（365nm）下检识。

观察记录：记录图谱及斑点颜色。

附注

（1）女贞子中齐墩果酸的含量因采收季节、产地不同有较大差异，可根据原料含量酌增取材量。

（2）用苯洗涤应控制用量，以防主成分的损失，也可用适量石油醚替代。

【思考题】

（1）采用果皮做原料的优点是什么？

（2）两相溶剂水解法的原理是什么？

（3）本实验中采用皂化反应有何意义？

（4）齐墩果酸和熊果酸在结构上有何差异，在薄层色谱中应如何区分？试述分离它们的方法。

参 考 文 献

［1］李勇，等. 女贞子研究进展［C］. 中草药，1994，25（8）：441~443.

［2］吴遒居，等. 中草药中齐墩果酸含量的测定［C］中草药，1992，23（9）：467~468.

［3］唐峰柏，等. 齐墩果酸提取工艺改进［C］. 中草药，1989，20（3）：113~114.

［4］宓鹤鸣，等. 女贞子中齐墩果酸含量的动态变化研究［C］. 中草药，1995，26（5）：258~260.

［5］中华人民共和国卫生部药典委员会编. 中华人民共和国药典（1995 年版一部）［M］. 广州：广东科技出版社，1995.

［6］李曼玲，等. 女贞子果实不同部位的齐墩果酸测定［C］. 中国中药杂志，1995，20（4）：216-217.

实验十一　　穿山龙中薯蓣皂苷元的提取、分离和鉴定

　　薯蓣皂苷元（*diosgenin*）存在于薯蓣科（*Dioscoreaceae*）植物中，一般含量为 1%~3%。我国薯蓣科植物资源丰富，种类亦多，分布南北各地，其中作为薯蓣皂苷元生产原料的植物，主要有盾叶薯蓣 *Dioscorea zingiberesis* C. H. Wright.（俗称黄姜）和穿山薯蓣 *D. nipponica* Makino（俗称穿山龙、黄山药），具有活血舒筋、祛痰等功效；药理研究认为具有镇咳、祛痰平喘和治疗心血管系统疾病等作用。常用其根茎提取薯蓣皂苷元。

　　薯蓣皂苷属甾体皂苷，水解可得薯蓣皂苷元，这种甾体皂苷元，是近代制药工业中合成甾体激素和甾体避孕药的重要原料。

　　本实验以穿山龙为原料。穿山龙中含有多种甾体皂苷，有水溶性皂苷和水不溶性皂苷，结构多数不详，总皂苷水解可得薯蓣皂苷元，其含量可达 1.5%~2.6%。

　　薯蓣皂苷（*dioscin*）为无定形粉末或针状结晶，mp. 288℃；可溶于乙醇、甲醇、乙酸，难溶于乙醚等弱极性有机溶剂，不溶于水。

　　薯蓣皂苷元为白色结晶体粉末，mp. 204-206℃，$[\alpha]_D^{25}$-129°（$c=$ 1.4，氯仿）；可溶于常用有机溶剂及醋酸，不溶于水（图 11-1）。

【实验目的】

　　（1）掌握甾体皂苷元的提取方法。

　　（2）掌握薯蓣皂苷及薯蓣皂苷元的性质和检识方法。

【实验原理】

　　薯蓣皂苷元在植物体内与糖结合成苷，经水解可得其苷元和单糖。利用薯蓣皂苷元不溶于水、易溶于有机溶剂的性质，可用石油醚连续将其提取出来。

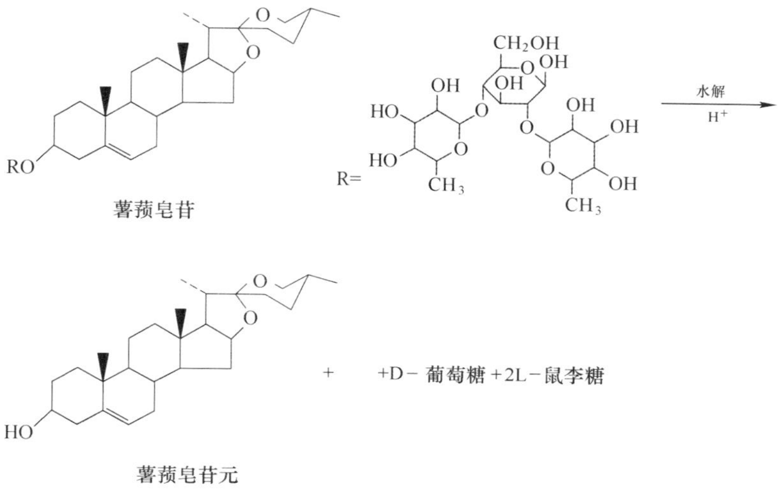

图 11-1　薯蓣皂苷

【实验内容】

一、提取和分离

薯蓣皂苷元提取和分离流程如图 11-2 所示。

二、鉴定

（1）泡沫试验。取穿山龙粗粉 5g，加水浸泡（1∶10）1h 或置 80℃水浴上温浸 30min，滤过。取滤液 2mL 于试管中，紧塞试管口后猛力振摇，试管内液体则会产生大量的持久性的似蜂窝状泡沫。

（2）溶血试验。取 2%血球悬浮液 1mL，生理盐水 8mL，再加上述滤液 1mL，混合均匀后放置，数分钟内溶液由红色混浊变成红色透明，产生溶血现象。

（3）显色反应

1）Liebermann-Burchard 反应：取样品少许于试管中，加冰醋酸 0.5mL 使溶解，再加醋酐 0.5mL，沿试管壁滴加浓硫酸 1mL，液体则呈现紫红色，最后变成乌绿色。

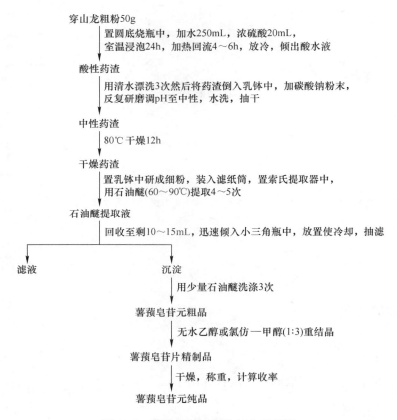

图 11-2　薯蓣皂苷元提取与分离流程

2）Salkowski 反应：取样品少许，用氯仿 1mL 溶解，加入浓硫酸 1mL 后，在氯仿层出现红或蓝色，硫酸层有绿色荧光出现。

（4）紫外光谱鉴定

UV λ_{max} nm（log）：334（3.68），412（4.1），512（3.52）。

（5）薄层色谱

样品：自制薯蓣皂苷的乙醇溶液。

对照品：薯蓣皂苷元对照品的乙醇溶液。

吸附剂：硅胶 G-CMC 板，湿法铺板，105℃活化 30min。

展开剂：苯-乙酸乙酯（8∶2）。

显色剂：25%磷钼酸的乙醇溶液（110℃加热5min）。

【思考题】

（1）甾体皂苷及苷元可用哪些方法进行鉴别？

（2）试设计一种从穿山龙中提取薯蓣皂苷及苷元的工艺流程，并说明提取、分离原理。

（3）使用石油醚作提取溶剂时，操作中应注意哪些事项？

参 考 文 献

［1］国家中医药管理局《中华本草》编委会.中华本草（第8卷）［M］.上海：科学技术出版社，1999.

［2］王宝庆，李学彬，田志发，等.穿山龙现代研究概况［C］.中国林副特产，2010，5：96-97.

［3］方一苇，赵家俊，贺玉珍，等.穿龙薯蓣中两种水难溶性甾体皂苷的结构研究［C］.药学学报，1982，17（5）：388-390.

［4］裴月湖.天然药物化学实验指导［M］.4版.北京：人民卫生出版社，2016.

［5］吴立军.天然药物化学实验指导［M］.3版.北京：人民卫生出版社，2011.

实验十二　茶叶中咖啡因的提取、分离及鉴定

　　茶叶为山茶科植物茶（*Camellia sinensis* O. Ktze）等植物的干燥叶枝，有提神、利尿等功效。其所含化学成分为生物碱、黄酮类、维生素、麦角甾醇、挥发油等。其中生物碱咖啡因对中枢神经系统有广泛的兴奋作用，还有较弱的兴奋心脏和利尿的作用。

　　茶叶中的主要成分：

　　（1）咖啡因（caffeine）$C_8H_{10}N_4O_2$，白色结晶，mp. 238℃，178℃升华；溶于热水、热乙醇、氯仿，较难溶于醚和苯。

　　（2）茶碱（theophylline）$C_7H_8N_4O_2$，白色结晶，mp. 270 ~ 274℃（含1分子结晶水），微溶于水、氯仿，溶于热水、碱水和稀酸水（图12-1）。

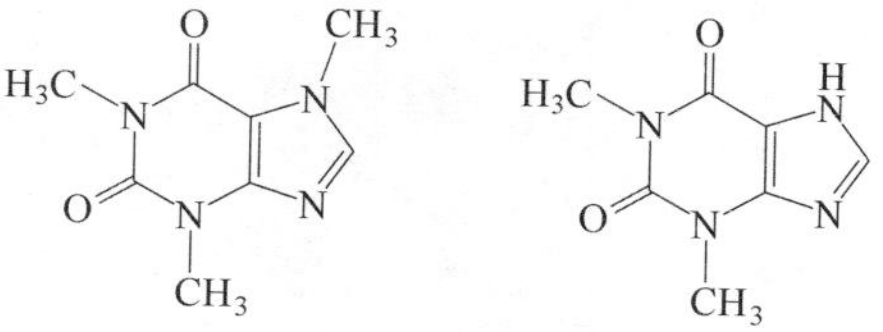

咖啡因　　　　　　　茶碱

图 12-1　茶叶中的主要成分结构式

【实验目的】

　　（1）学习用升华法分离精制化合物的方法。

　　（2）巩固连续提取操作。

【实验原理】

　　利用咖啡因具有升华的性质，采用升华法对其进行分离纯化。

对茶叶中咖啡因的提取常以乙醇等为溶剂，用连续提取装置进行固液萃取后，蒸除溶剂，先得到粗咖啡因；再利用升华法进一步纯化而得。

【实验内容】

1. 操作

（1）预试：按"天然药物化学成分鉴别实验中生物碱的鉴别"项下的实验方法进行。若结果产生明显沉淀，则继续以下实验。

（2）提取：取茶叶 20g 加 95% 乙醇 150mL，置连续提取器中，水浴加热进行提取，直至提取液作生物碱沉淀反应呈阴性。回收溶剂至接收瓶内液体剩约 5mL。将此浓缩提取液全部转入蒸发皿中，加入生石灰 3~4g，搅拌下水浴挥尽溶剂。

（3）纯化：取一片刺满小孔的圆形滤纸，置于上述蒸发皿上，于滤纸上盖一只内径略小于蒸发皿的玻璃漏斗，漏斗尾部再盖一小烧杯。将此装置小心放在石棉网上加热至升华完毕，稍冷后小心将装置移出。待其温度降至室温后，小心用钢刀收集升华物。蒸发皿内残渣搅拌后，同前再进行一次升华操作，合并升华物，称量。

2. 鉴定

（1）测定熔点

（2）化学反应-沉淀反应

1）检品溶液的制备：取少许升华物，用 1% 盐酸 2mL 溶解，即得。

2）鉴别反应：碘化汞钾试剂、碘化铋钾试剂、碘碘化钾试剂、硅钨酸试剂。

【思考题】

（1）试述连续提取终点判断时，具体应当怎样操作？

（2）升华操作前，加入生石灰的目的是什么？

参 考 文 献

［1］谷珉珉，等．有机化学实验［M］．上海：复旦大学出版社，1991．

［2］中国医学科学院药物研究所．中草药有效成分的研究［M］．第一分册，北京：人民卫生出版社，1972．

［3］国家医药管理局中草药情报中心站．植物药有效成分手册［M］．北京：人民卫生出版社，1986．

实验十三　苦参生物碱的提取、分离及检识

苦参（*SopHora flavescens* Ait），为豆科植物苦参的根，又名苦片骨、川参、凤凰爪、牛参、山槐根等。所含成分主要为 α-苦参碱（α-matrine）、α-氧化苦参碱（α-oxymatrine），还含有黄酮类：黄酮醇（xanthoumol）、异黄酮醇、3，4，5-三羟基-7-甲氧基-8-异戊烯基黄酮、苦参查尔酮等。主要功能是清热、燥湿、杀虫。有报道称其中所含的某些生物碱具有抗癌作用。

【实验目的】

（1）了解有机溶剂提取生物碱的原理，并掌握其操作方法。

（2）掌握生物碱及其盐类在不同溶剂中的溶解度的不同，用以分离生物碱及一般操作。

（3）初步掌握混合生物碱的层析鉴定方法。

【实验原理】

（1）苦参碱（Matrine）。有四种形态，常见的为 α 型，又称 α-型苦参碱，为针晶或棱晶，mp. 116℃；β 型为单斜棱形结晶，mp. 81℃；γ 型为液体，mp. 223℃，16mmHg；δ 型为棱形晶体，mp. 84℃。可溶于水、苯、氯仿、乙醚或二硫化碳，微溶于石油醚。四种形态的苦参碱与苦味酸结合生成同一种苦味酸盐，mp. 167~169℃。

（2）氧化苦参碱（Oxymatrine）。氧化苦参碱为苦参碱的 N-氧化物，亲水性氧化苦参碱强，可溶于水、氯仿、乙醇，难溶于乙醚、甲醚、石油醚；易还原，如用二氧化硫处理，易转变为苦参碱。

（3）提取原理。苦参生物碱为喹嗪类生物碱，可溶于水及有机溶剂，具有生物碱的通性，能与酸结合成盐，在水中可离子化。利用此性质，可以用酸水提取之，也可用有机溶剂提取总碱，然后根据各生物碱结构性质差异，用溶剂法分离之。

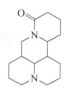

图 13-1 苦参碱结构式

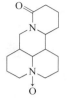

图 13-2 氧化苦参碱结构式

【实验内容】

1. 工艺流程

工艺流程见图 13-3。

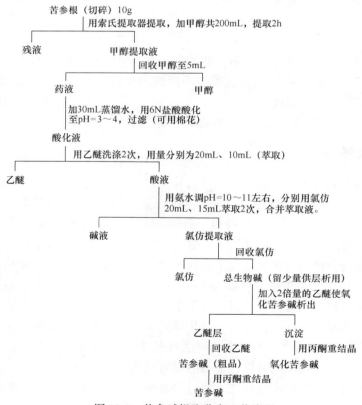

图 13-3 苦参碱提取分离工艺流程

2. 操作方法

取切碎的苦参根 10g，装进用滤纸卷成的下端封闭的纸袋中后，置于索氏提取器中，用 200mL 甲醇在水浴（60~70℃）回流提取 2h，取出提取液浓缩，回收甲醇至 5mL 左右，加 30mL 蒸馏水，用 6N 浓盐酸调 pH=3~4，用小漏斗（加棉花）过滤，滤液置于 50mL 分液漏斗中用乙醚洗涤（萃取）两次，第一次用量 20mL，第二次用量 10mL，合并萃取液，此时，生物碱以盐的形式存在于酸水液中，而其他脂溶性成分存在于乙醚层中，借以分离除去。经萃取后的酸水液用浓氨水碱化至 pH=10~11，此时，生物碱以游离状态存在，故可被氯仿萃取出来，而其他水溶性成分仍留在水层中，借以分离除去水溶性成分，用氯仿萃取，第一次用量 20mL，第二次用量 15mL，合并萃取液，浓缩回收氯仿至 10mL 左右，便得总生物碱。再加入 2 倍量的乙醚，由于氧化苦参碱难溶于乙醚，析出沉淀，过滤析出的沉淀物，用少量的乙醚洗涤一次沉淀物，得到粗品氧化苦参碱。在滤出沉淀后的滤液中含有苦参碱，将此滤液进行蒸馏浓缩（回收乙醚、氯仿）至 5mL 左右，放置自然蒸发至干，得到苦参碱粗品。

氧化苦参碱的重结晶：将得到的氧化苦参碱粗品，用少量的丙酮加热回流 0.5h 进行重结晶，然后撤去热水浴，待冷却析出结晶后过滤，即得到棱形或针状结晶的氧化苦参碱。若纯度不够，可用丙酮重结晶数次。

苦参碱的重结晶：将苦参碱粗品，用丙酮（1:15~20）加热溶解，趁热过滤，放置冷却，待结晶全部析出后，过滤，即得苦参碱纯品。

实验注意事项：

（1）药粉装入索氏提取器时，高度不能超过索氏提取器的虹吸管。

（2）做萃取操作前，要检查分液漏斗是否漏夜，在萃取过程中要充分静置 10 分钟左右。

（3）在萃取过程中，要清楚水和乙醚、水和氯仿，何者为上层液，何者为下层液。

3. 苦参碱及氧化苦参碱的层析检识

(1) 薄层层析鉴定

吸附剂：硅胶 G。

展开剂：氯仿：甲醇（19：1）。

显色剂：改良碘化铋钾。

样品：1）总生物碱；2）苦参碱；3）氧化苦参碱。

R_f 值：苦参碱 0.75；氧化苦参碱 0.25。

(2) 纸层析鉴定

滤纸：新华层析滤纸 2 号。

展开剂：丁醇：乙醇：N/Z HAC（6：2：3）；

正丁醇：浓盐酸：水（5：1：1）。

显色剂：改良碘化铋钾。

R_f 值：苦参碱 0.48；氧化苦参碱 0.51；

苦参碱 0.74；氧化苦参碱 0.60。

【记录及实验报告】

(1) 记录氧化苦参碱和苦参碱的提取分离，重结晶的步骤方法，记录实验中发生的问题和意外现象，并加以讨论。

(2) 记录层析鉴定的结果，R_f值，并附图谱。

【思考题】

(1) 第一次用乙醚萃取时，为什么要用浓盐酸调 pH = 3~4；第二次用氯仿萃取时，为什么又要把溶液的 pH 调至 8~9？

(2) 氧化苦参碱和苦参碱是根据什么进行初步分离的？

(3) 怎样判断从苦参中提取出的提取液中含有苦参碱和氧化苦参碱，怎样判断最后的两种结晶纯度？除了本实验的方法外，还有别的方法吗？

(4) 根据层析结果，由 R_f值初步判断苦参碱和氧化苦参碱哪个碱性强些，哪个极性稍大些？

参 考 文 献

［1］吴立军．天然药物化学实验指导［M］.3版．北京：人民卫生出版社, 2011.

［2］李伯廷．植物药有效成分的提取与分离［M］. 太原：山西高校联合出版社, 1993.

［3］吴勇．现代药学实验教程［M］. 成都：四川大学出版社, 2008.

［4］陈德昌．中药化学对照品工作手册［M］. 北京：中国医药科技出版社, 2000.

［5］裴月湖．天然药物化学实验指导［M］. 4版．北京：人民卫生出版社, 2016.

实验十四　粉防己生物碱的提取、分离及鉴定

中药粉防己别名汉防己、石蟾蜍、山乌龟、金钱吊蛤蟆、倒地拱等。为防己科植物粉防己（*Stephania terandra* S. Moore）的干燥根。其有效成分为生物碱，主要成分是粉防己甲素（tetrandrine）和粉防己乙素（fanghinlne）。临床上除用于治疗高血压、神经性疼痛、抗阿米巴原虫外，还将粉防己生物碱的碘甲基、溴甲基化合物作为肌肉松弛剂应用。此外，粉防己甲素在动物实验中证明有抗癌和扩张血管的作用。

【实验目的】

（1）掌握总生物碱的提取及脂溶性生物碱和水溶性生物碱的分离、纯化方法。

（2）熟悉一般生物碱的理化性质及结构、结构与性质的关系。

【实验原理】

一、粉防己根的已知主要成分的物理性质

粉防己根中总碱含量 1.5%~2.3%，主要为粉防己甲素（又称汉防己甲素、粉防己碱，α-tertandrone，$C_{38}H_{42}O_5N_2$），含量约 1%；粉防己乙素（汉防己乙素、防己诺林碱，fangchinoline，$C_{37}H_{40}O_5N_2$）含量约 0.5%，轮环藤酚碱（汉己素 cyclanline，$C_{20}H_{24}O_4N^+$）含量约为 0.2%，以及其他数种微量生物碱。

1. 粉防己甲素

无色针状结晶，mp. 216-218℃。$[\alpha]_D^{25}$ + 297°（c = 1.00，$CHCl_3$），其盐酸 mp. 263℃（软）226℃（分解），其苦味酸盐

mp. 247℃，$[\alpha]_D^{18} +286.76°$（$CHCl_3$）；碘化二甲基粉防己甲素（汉肌松，$C_{40}H_{48}O_{60}N_2 \cdot I_2$）无色鳞片状结晶，mp. 261.5℃，$[\alpha]_D^{18} +180.3°$（MeOH）；溴化二甲基粉防己乙素（溴甲素，$C_{40}H_{48}O_6H_2Br_2$）无色鳞片状结晶，mp. 258~260℃，$[\alpha]_D^{25} +185°$（MeOH）。粉防己甲素不溶于石油醚，易溶于乙醇、甲醇、丙酮、氯仿和苯中，亦溶于稀酸水溶液中（图 14-1）。

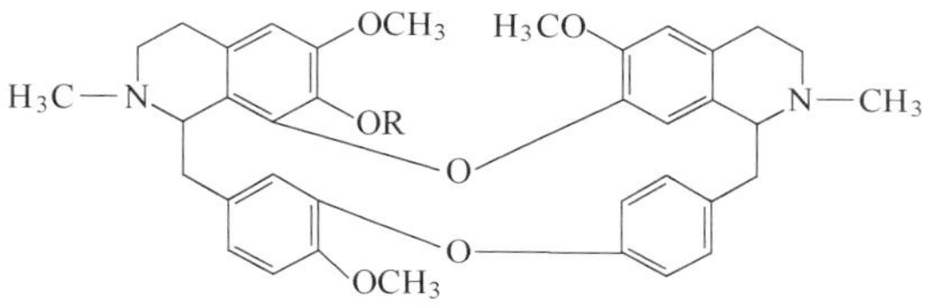

图 14-1　粉防己甲素 R=CH_3，粉防己乙素 R=H

2. 粉防己乙素

所用溶液不同，结晶熔点不同。吡啶-甲醇中结晶 mp. 121~122℃；丙酮中结晶，六面体粒状结晶 mp. 134~136℃；甲醇中结晶，细棒状体 mp. 177~179℃；乙醇中结晶，细棒状，mp. 241~242℃，$[\alpha]_D^{28} +275°$（$c=0.57$，$CHCl_3$）。其苦味酸盐 mp. 186℃ $[\alpha]_D^{23.5} +172.4°$。溴化二甲基粉防己乙素（汉松敏，$C_{39}H_{46}O_5N_2Br_2$）无色针状结晶 mp. 266~268℃，$[\alpha]_D^{28} +185°$（MeOH）。溶解度与粉防己甲素相似，极性较粉防己甲素较高，故在苯中的溶解度低于甲素，而在乙醇中的溶解度高于甲素，借此可以相互分离。

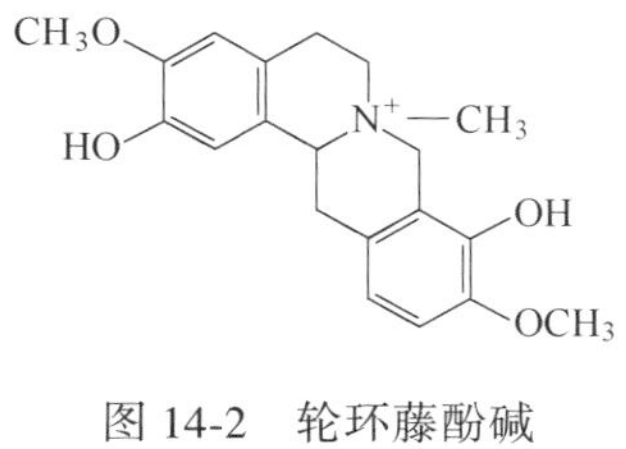

3. 轮环藤酚碱

本品为无色正八面体结晶或针状结晶，mp. 211~212℃，$[\alpha]_D^{30} \sim 120°$

图 14-2　轮环藤酚碱

（$c=0.67$，MeOH），其氯化物为无色八面体状结晶，mp. 214~216℃；其碘化物为无色丝状结晶，mp. 185℃；其苦味酸盐为黄色结晶，mp. 160~162℃，$[\alpha]_D^{30} \sim 120°$（MeOH）。本品易溶于水、甲醇、乙醇，难溶于苯、乙醚等非极性溶剂。

二、原理

利用乙醇提取总碱，因乙醇为极性大的有机溶剂，对脂溶性生物碱（如粉防己甲素、乙素）及其盐和水溶性生物碱（轮环藤酚碱）都有很好的溶解度。

回收乙醇总生物碱浸膏，利用脂溶性生物碱在酸性条件下成盐后，溶于水，不溶于极性小的有机溶剂；在碱性条件下，成游离生物碱，溶于极性小的有机溶剂，不溶于水。反复处理，借此使脂溶性的粉防己甲、乙素和水溶性的轮环藤酚碱分开，并除去部分杂质。

利用粉防己甲素的极性比乙素稍小，因而在冷苯中溶解度比乙素大，分离甲、乙素。

【实验内容】

1. 总碱提取

总碱提取工艺流程见图 14-3。

2. 粉防己甲素分离

粉防己甲素分离工艺流程见图 14-4。

3. 轮环藤酚碱的分离和纯化

轮环藤酚碱的分离和纯化工艺流程见图 14-5。

4. 操作方法

（1）提取粉防己总碱。

称取粉防己粗粉 100g，置于 500mL 容积的圆底烧瓶中；加 80%～95% 乙醇浸没药材（约需 300mL）；随后将烧瓶接上冷凝管，水浴上加热回流 1～2h，然后过滤；滤液置 1000mL 锥形瓶中。药渣再加乙醇浸没，如上法加热回流，回流提取 2 次。合并 3 次乙醇提取液，如有絮状物析出，再过滤 1 次，澄清溶液浓缩至糖浆状。

（2）亲脂性生物碱和亲水性生物碱的分离。

糖浆状总提取物移至锥形瓶中，逐渐加入 100mL 左右 1% 的盐酸液，同时充分搅拌，促使生物碱溶解。不溶物呈树脂状析出下沉，静置，滤出上清液。用1%盐酸少量多次洗涤不溶物，直至洗液对生物碱沉淀试剂反应微弱时止。

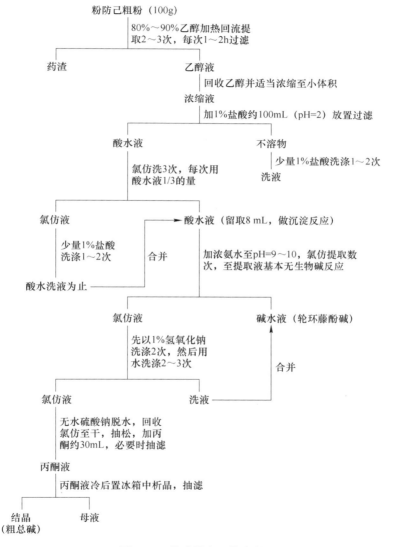

图 14-3　总碱提取工艺流程

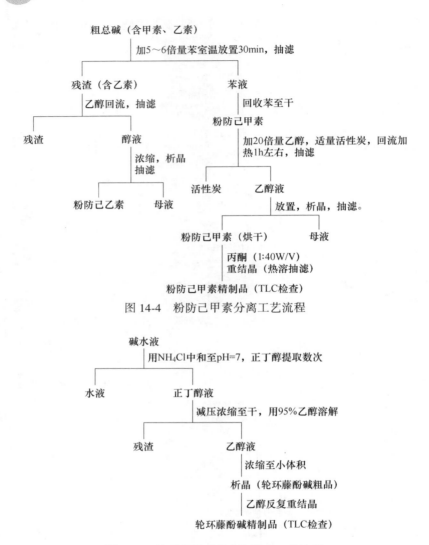

图 14-4　粉防己甲素分离工艺流程

图 14-5　轮环藤酚碱分离和纯化工艺流程

合并酸性溶液和洗液，移置于分液漏斗中用氯仿洗 3 次，每次用酸水液的 1/3 的量。氯仿洗液合并，用 1% 盐酸洗 1~2 次。将洗涤氯仿液的酸液和总酸水液合并，留取 8mL 做沉淀反应，其余酸液移入锥形瓶中（500mL），滴加浓氨水中和至 pH=9～10，此时亲脂性的叔胺碱游离析出。如有发热现象，设法冷却，加氯仿 50mL，再移置 500mL 的分液漏斗中，振摇萃取，分取氯仿层，上层碱水液；再以新鲜氯仿萃取数次，每次用氯仿 30mL，直至氯仿提取后生物碱反应微弱为止（实验时取氯仿试液置表面皿上待溶剂挥发，残留物中加稀盐酸 2 滴使溶解，再加生物碱沉淀试剂试之，或者做薄板点滴反应）。合并氯仿液并移至分液漏斗中，先以 1%NaOH 液洗 2 次后，再用水洗 2～3 次。碱水洗液和氨性碱液合并，留待分离水溶性生物碱。氯仿液用无水 Na_2SO_4 脱水，回收氯仿至干，抽松，加丙酮约 30mL 热溶，必要时抽滤；丙酮液冷后，置冰箱中，析晶，抽滤，得脂溶性粗总碱（粉防己甲素和粉防己乙素的混合物）。

（3）粉防己甲素和粉防己乙素的分离。

称取粗总碱置于 25mL 锥形瓶中，加 5～6 倍量的苯冷浸，室温放置 30min 后，抽滤。苯不溶物主要含乙素，可用 95%乙醇溶解，加少量活性炭回流脱色。醇液浓缩，析晶，抽滤，得粉防己乙素。苯液回收苯至干，加 20 倍量 95%乙醇，适量活性炭回流加热 0.5h 后，抽滤。乙醇液放置，析晶，抽滤，得粉防己甲素。（干燥）称重，用丙酮（1∶40，W/V）重结晶（热溶，抽滤），得粉防己甲素精制品。TLC 检查。

（4）季铵生物碱—轮环藤酚碱的分离纯化。

将碱水液用 NH_4Cl 中和至 pH=7，置分液漏斗中，用正丁醇提取数次，直至碱水液生物碱反应微弱（取数滴碱水液于试管中，用稀酸酸化后，再加生物碱沉淀试剂试之，或者做薄板点滴反应）。正丁醇液减压浓缩至干，95%乙醇溶解，滤除不溶物，乙醇液浓缩至小体积，放置，析晶。反复数次，可得轮环藤酚碱精制品。TLC 检查。

5. 工艺注释

（1）提取总碱时，回收乙醇至稀浸膏状即可。过干时，当加入 1%盐酸后，会结成胶状团块，影响提取效果。

（2）酸水液用 $CHCl_3$ 洗，是为了去除非碱性脂溶性杂质。pH=2 时，生物碱全部成盐，一般不易被 $CHCl_3$ 提出。

（3）用 1% NaOH 溶液洗总提取的氯仿液是为了去除酚性生物碱。粉防己乙素虽也有酚羟基，但不溶于 NaOH 水液，故称之为隐酚羟基，在此步骤中仍留在 $CHCl_3$ 液中。

（4）总碱最后析晶如有困难，可进一步去杂质。将总提取物的氯仿液回收至干，抽松后，用苯热回流提取，再用丙酮重结晶。

6. 其他文献法

用雷氏铵盐分离纯化轮环藤酚碱。

氯仿提取去叔胺碱后的氨性溶液，加盐酸调节 pH = 3～4，过滤。滤液在水浴上加热保持 60℃。另雷氏铵盐 60℃ 时的饱和水溶液滴加至此溶液中，滴至沉淀完全，滤去沉淀，用水洗涤，抽干。将沉淀包在滤纸中，压在干燥的素瓷板中吸取残余水分。取出风干，称重，按下述方法的用量比例进行分解纯化：

雷氏沉淀 6g，加丙酮 100mL 溶解，滤去不溶物。滤液通过氧化铝柱（Al_2O_3 用量 20～25g）用丙酮冲洗至洗液呈极淡的红色为止，约 20mL。于此溶液中加入饱和的硫酸银水溶液，至沉淀完全，且溶液由红色转变为黄色。记录所用硫酸银溶液的体积，过滤除雷氏银盐的沉淀，并用水洗涤。合并滤液及洗液，在常压下，回收大部分丙酮，放冷，逐滴加入与所用的硫酸银等当量的 10% $BaCl_2$ 水溶液，至刚好白色沉淀不再生成时停止，以免过量。滤去生成的 $BaSO_4$ 沉淀，滤液减压下浓缩；或置蒸发皿中，在水浴上蒸至 15mL 左右，并趁热转移到小三角烧瓶中，放置。待结晶析出后，滤集，再以热水重结晶一次，得无色八面体状结晶，即为轮环藤酚碱氯化物，mp. 214～216℃。

附注：Ag_2SO_4 相对分子质量 311.82，溶解度 0.57%（0℃），1.41%（100℃）；$BaCl_2$ 相对分子质量 208.27。

7. 粉防己生物碱的检识

（1）生物碱沉淀反应。取粉防己酸水液，每份 1mL，分别置于小试管中，分别滴加下列各试剂 2～3 滴，观察并记录有无沉淀产生及颜色变化：

1）碘化铋钾试剂；

2）硅钨酸试剂；

3）苦味酸试剂（先将酸水液调至中性）；

4）鞣酸试剂。

（2）薄层层析

1）粉防己生物碱层析条件

吸附剂：硅胶-CMC 板。

展开剂：氯仿-乙醇（10∶1 或 10∶0.7）氨气饱和；

　　　　甲苯-丙酮-甲醇（4∶5∶1）氨气饱和；

　　　　氯仿-丙酮-甲醇（4∶5∶1）氨气饱和。

显色剂：改良碘化铋钾（Drogendorff）。

对照品：粉防己甲素醇液；

　　　　粉防己乙素醇液。

2）轮环藤酚碱的层析条件

吸附剂：硅胶-CMC 板。

展开剂：甲醇-氨水（7∶3）。

对照品：轮环藤酚碱水液。

显色剂：改良碘化铋钾（Drogendorff）。

3）碘甲基化物层析条件

吸附剂：中性 Al_2O_3（160 目）软板。

展开剂：氯仿-甲醇-36%HAc（17∶3∶0.2 或 17∶4∶0.3）。

显色剂：改良碘化铋钾（Drogendorff）。

或

吸附剂：硅胶-CMC 板。

展开剂：氯仿-甲醇-36%HAc（4∶4∶2）。

显色剂：改良碘化铋钾（Drogendorff）。

（3）衍生物的制备

1）粉防己甲素酸盐的制备。取粉防己碱 200mg，混悬在 2mL 水中，滴加 5%盐酸并振摇，待结晶完全溶解（此时对刚果红试剂呈酸性反应，pH 约为 3），置水浴上加热，蒸干，残留物使溶于无水乙醇，滤入小三角烧瓶中，放置，析晶，得粉防己甲素盐酸盐，mp. 263℃。

2）粉防己甲素苦味酸盐的制备。取粉防己甲素 200mg，溶于丙酮 2mL，滴加苦味酸的饱和水溶液，析出黄色沉淀，滴加试剂至不再析出沉淀为止，抽滤。沉淀顺次以水、乙醇、乙醚少量洗涤，再经乙醇重结晶，得粉防己甲素苦味酸盐，mp. 217℃。

3）粉防己甲素二碘甲烷盐（汉肌松）的制备。取粉防己甲素 0.2g，加甲醇 10mL 溶解，加碘甲烷 4mL，回流加热 15min，蒸去甲醇，残留物以水或乙醇重结晶，得白色鳞片状结晶，即粉防己甲素二碘甲烷盐（汉肌松），mp. 261.5℃。

（4）粉防己生物碱的光谱数据

1）粉防己甲素

IRV_{KBr}（cm^{-1}）：1950，1490，1250，1220，1090，2820，1430，1440。

UVλ_{max}：282.5nm（$\varepsilon = 8.050$），λ_{min}258nm（$\varepsilon = 3.010$）。

NMR（δ）：3.92，3.74，3.37，3.18（12H，$4\times OCH_3$），2.62，2.33（6H，$2\times N\text{-}CH_3$），7.43-6.00（10H，芳氢）。

MS M/e 622（M^+），396，395，381，364，349，198，175，174。

2）粉防己乙素

IRV_{KBr}（cm^{-1}）：3420（—OH），1616，1580，1510，1460（芳香环），2830，1320（OCH_3），1420，1360（$N—CH_3$），1260，1230，1060（C—O—C），1120（C—N—C）。

UVλ_{max}：283nm（$\varepsilon = 8.450$），λ_{min}259nm（$\varepsilon = 3.160$）。

NMR（δ）：3.92，3.74，3.33（9H，$3\times OCH_3$），2.58，2.33（6H，$2\times N—CH_3$），7.50~6.03（10H，芳氢），5.9~5.0（1H，宽，D_2O 添加后消失，—OH）。

3）轮环藤酚碱：

IRV_{max}（cm^{-1}）：3200，1610，1580，1500，1280，1245，885，800。

UVλ_{max}（nm）：234，286。

MS M/e 342（M^+），29，42，58，91，107，135，150，164，178，192，205，222，237，298，310。

NMR D_2O 作溶剂（δ）：6.8~6.94（4H），3.86（6H，宽峰），3.28（3H，宽峰）。

【思考题】

（1）粉防己甲素和粉防己乙素在结构上有哪些共同点，有哪些差别，这些异同点在理化性质上有哪些反映？实验过程中，我们怎样利用它们的共性和个性？

（2）简明扼要地记录实验过程和出现的问题，以及对本实验的安排、设计的进一步改进有些什么看法。

（3）提取总生物碱的常用方法有哪几种，各有何优缺点？

（4）粉防己碱和去甲粉防己碱在结构上有哪些异同点，实验中如何利用它们的共性和个性进行提取分离？

（5）什么是生物碱的假阳性沉淀反应，如何排除干扰因素？

（6）怎样防止和排除乳化现象的发生？

参 考 文 献

［1］吴立军．天然药物化学实验指导［M］.3 版．北京：人民卫生出版社，2011.

［2］李伯廷．植物药有效成分的提取与分离［M］.太原：山西高校联合出版社，1993.

［3］吴勇．现代药学实验教程［M］.成都：四川大学出版社，2008.

［4］陈德昌．中药化学对照品工作手册［M］.北京：中国医药科技出版社，2000.

［5］裴月湖．天然药物化学实验指导［M］.4 版．北京：人民卫生出版社，2016.

实验十五　黄柏中小檗碱的提取、分离和鉴定

　　黄柏为芸香科植物黄皮树（*Phellodendron chinense* Schneid）的干燥树皮，前者习称"川黄柏"，后者习称"关黄柏"。味苦，性寒，具有清热燥湿、泻或出蒸、解毒疗疮的功效，用于湿热泻痢、黄疸、带下、热淋、脚气、骨蒸劳热、盗汗、遗精、疮疡肿毒、湿疹瘙痒。盐黄柏滋阴降火，用于阴虚火旺，盗汗骨蒸。

　　黄柏主要成分为小檗碱（berberine），含量为 1.4% ~ 4%（川黄柏含量较高），另含黄柏碱（phellodendrine）、药根碱（jatrorrhizine）、巴马丁（palmatine）、木兰花碱（Mmagnoflorine）、蝙蝠葛碱（menispermine）、黄柏内酯（obaculactone）、黄柏酮（obacunone）等，其主要成分的结构和理化性质如下：

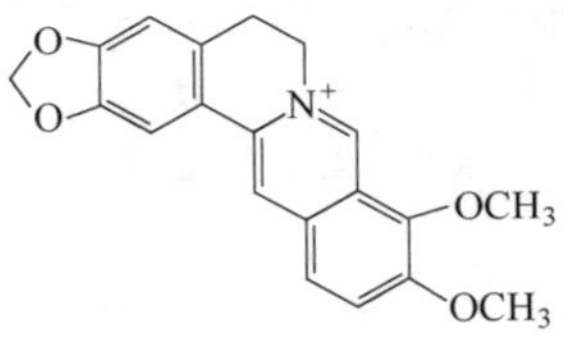

小檗碱 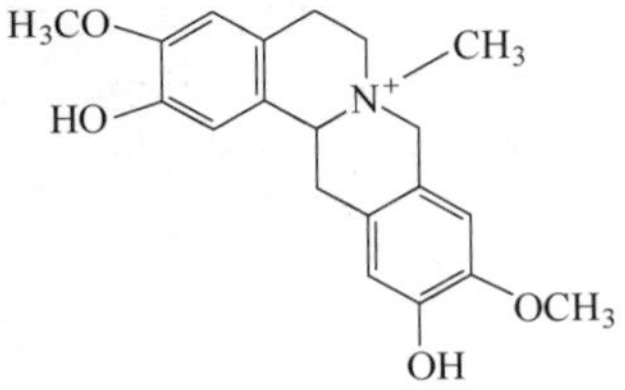　　　　　　　　黄柏碱

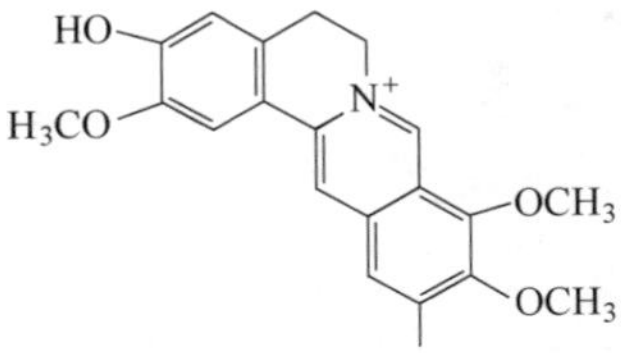

药根碱 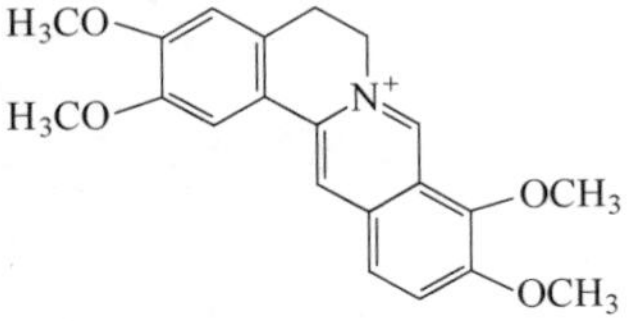　　　　　　　　巴马丁

图 15-1　化学结构式

　　小檗碱（berberine）属于季铵型生物碱，为黄色针晶，160℃分解，能溶于水，在热水和乙醇中溶解度大，难溶于丙酮、氯仿、乙醚或苯，一些小檗碱盐类在冷水中的溶解度较小；盐酸小檗碱为黄色针晶，难溶与冷水，但较易溶于热水和乙醇中。盐酸小檗碱加热至220℃时分解并转变为小檗红碱，因此干燥时温度不宜太高（一般不超过80℃）。小檗碱及其盐类有较好的抗菌作用，临床上用于治疗菌痢和一般炎症。

【目的要求】

　　（1）掌握从黄柏中提取小檗碱的原理和方法。

　　（2）掌握柱色谱的基本操作方法以及在中草药有效成分的提取分离的应用。

　　（3）掌握生物碱的鉴别方法。

【实验原理】

　　小檗碱为季铵型生物碱，其游离型在水中溶解度较大，其盐酸盐在水中溶解度较小，利用小檗碱的溶解性及根据黄柏中含黏液质的特点，首先用石灰乳沉淀黏液质，用碱水自黄柏中提出小檗碱，再加盐酸使转化为盐酸小檗碱，使沉淀析出。

【实验内容】

一、提取方法及操作流程

盐酸小檗碱提取方法及操作流程见图 15-2。

二、柱色谱纯化

1. 装柱

装柱方法有两种：干法装柱和湿法装柱。

（1）湿法装柱：取一根直径约 2cm、长约 40cm 带玻璃活塞的色谱柱，在柱子的下端填一层松紧合适平整的脱脂棉，将其垂直地固定在铁架台上。柱内先加入一定体积的洗脱剂（实验中使用的乙醇），

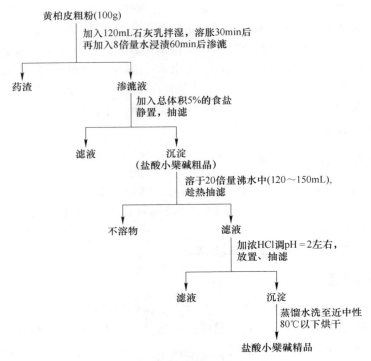

图 15-2 盐酸小檗碱提取工艺流程

打开活塞，放出柱内乙醇，将色谱柱下端的空气泡充分赶尽，然后再加入乙醇至距色谱柱下端 1~2cm 处，关闭活塞。取中性氧化铝粉（100~200 目）约 35g 于烧杯中，加入一定体积的乙醇调成浆状，赶尽气泡，然后经小玻璃漏斗将浆状氧化铝徐徐注入柱中。当氧化铝到达柱底时，打开活塞，让洗脱剂缓缓流出，并不断用手轻轻振动色谱柱，使氧化铝沉降均匀。当柱内液面接近氧化铝层时，关闭活塞。

（2）干法装柱：取一根直径约 2cm、长约 40cm 带玻璃活塞的色谱柱，在柱子的下端填一层松紧合适平整的脱脂棉。通过小玻璃漏斗将氧化铝徐徐注入柱中，同时轻轻振动色谱柱，使柱面均匀平整，然后垂直地固定在铁架台上。

2. 上样

上样的方法有两种：干法上样和湿法上样。

（1）湿法上样：取 50～100mg 盐酸小檗碱粗品，加少量乙醇于水浴上加热溶解，用滴管沿色谱柱管壁小心加入，勿使氧化铝柱面受到振动，开启活塞；但液体表面下降接触到氧化铝柱面时，关闭活塞。用少量乙醇淋洗柱内壁，将沾于管壁周围的样品液轻轻洗入柱面上，至洗净后关闭活塞，准备进行洗脱。

（2）干法上样：取 50～100mg 盐酸小檗碱粗品，加少量乙醇于水浴上加热溶解，然后加入中性氧化铝 1.5g，拌匀，挥干溶剂，研磨使成松散均匀的粉末，通过小玻璃漏斗徐徐注入柱中，同时轻轻振动色谱柱，使柱面均匀平整。

3. 洗脱

用滴管吸取乙醇，绕滴管轻轻加入柱内，开启活塞，控制流速 20～30 滴/min，不断加入乙醇，保持色谱柱内不低于 2～3cm 高度。待氧化铝上呈现不同颜色的色带时，继续冲洗，使其彼此分离，并收集开始流出的鲜黄色色带。此段为盐酸小檗碱，其余色带为其他成分。

三、鉴定

1. 生物碱的一般鉴别反应

取少量精制盐酸小檗碱，用酸水溶解，分成 4 份，分别滴加以下试剂，观察有无沉淀析出及颜色变化，记录所观察到的现象和反应结果，并根据现象得出结论：

（1）碘化铋钾（Dragendorff）试剂；

（2）碘化汞钾（Mayer）试剂；

（3）碘化钾碘（Wagner）试剂；

（4）硅钨酸（Bertrand）试剂。

记录观察到的现象，得出结论。

2. 生物碱的特殊鉴别反应

（1）取盐酸小檗碱少量，加稀盐酸 2mL 溶解后，加漂白粉少许，必要时在水浴上加热，振摇后观察颜色变化。

（2）取盐酸小檗碱 50～100mg，溶于 50mL 热水中，加入 10%氢氧化钠 2mL，混合均匀后，于水浴中加热至 50℃；加入丙酮 5mL，放置，观察有无沉淀析出及颜色变化。

3. 薄层色谱鉴别

样品：（1）川黄柏药材甲醇提取液；

　　　（2）盐酸小檗碱对照品溶液；

　　　（3）上柱后的盐酸小檗碱溶液；

　　　（4）上柱前的盐酸小檗碱甲醇液。

吸附剂：硅胶 G-CMC 板，湿法铺板，105℃活化 30min。

展开剂：（1）正丁醇-冰醋酸-水（7：1：2）；

　　　　（2）甲醇-丙酮-醋酸（4：5：1）；

　　　　（3）苯-乙酸乙酯-异丙醇-甲醇-浓氨试液（6：3：1.5：1.5：0.5）。

显色剂：改良碘化铋钾试剂。

展开后先观察荧光斑点，再喷显色剂，显橘红色。

【思考题】

（1）季铵型生物碱提取常用的溶剂有哪些种，分离方法有哪几种？

（2）渗漉法提取黄柏中小檗碱时，采用石灰乳有哪些作用？

（3）柱色谱有哪些注意事项？

（4）生物碱沉淀反应条件如何，如何能够得到正确的结论？

（5）生物碱薄层色谱鉴别中采用硅胶作吸附剂时，如何避免拖尾现象？

参 考 文 献

[1] 裴月湖．天然药物化学实验指导［M］.4 版．北京：人民卫生出版社，2016.

[2] 李伯廷．植物药有效成分的提取与分离［M］.太原：山西高校联合出版社，1993.

[3] 吴勇．现代药学实验教程［M］.成都：四川大学出版社，2008.

[4] 陈德昌．中药化学对照品工作手册［M］.北京：中国医药科技出版社，2000.

实验十六　从黄连中提取、分离黄连素

黄连为毛茛科植物黄连（*Coptis chinemsis* Franeh）、三角叶黄连（*Coptis deltoidea* C. Y. cheng et I-Isiao）或云连（*Coptis tecta* wall.）的干燥根茎，为清热类药物，味苦、性寒，具有清热燥湿、泻火解毒等功效。其主要成分是黄连素（berberine，Ber），又名小檗碱。属异喹啉类生物碱，化学结构有分子型和离子型两种。其结构中的季铵氮为整个分子的碱性中心，可以形成盐酸盐和硫酸盐。黄连素在临床中一直作为非处方药用于治疗腹泻，是一种常用的抗菌药，对菌痢、肠炎、上呼吸道感染等疾病有良好的疗效。现代药理学研究证实，黄连素具有显著的抗心力衰竭、抗心律失常、降低胆固醇、抑制血管平滑肌增殖、改善胰岛素抵抗、抗血小板、抗炎等作用，故临床应用较多。

【实验目的】

（1）了解小檗碱的结构与性质，掌握提取分离方法。

（2）了解小檗碱的鉴识反应及薄层色谱鉴别。

【实验原理】

黄连素，黄色针晶，能缓缓溶于水（1∶20）、乙醇（1∶100），易溶于热水及热乙醇，难溶于乙醚、石油醚、苯及氯仿。

本实验的提取分离原理是：小檗碱的硫酸盐易溶于水，小檗碱的盐酸盐难溶于水，因此，将植物原料用稀 H_2SO_4 溶液浸泡，然后用石灰乳调至 pH＝12 左右，小檗碱游离而溶于水；再用盐酸调 pH＝8 左右时，小檗碱成难溶性的氯化小檗碱而析出。

【实验内容】

一、小檗碱的提取、分离

取黄连粗粉 100g，置 1000mL 三角瓶内，加 700mL 0.2%（*V/V*）

的 H_2SO_4 溶液浸泡 24h，纱布过滤；再用 400mL 酸水同法提取一次，合并两次滤液于大烧杯内，搅拌下加入石灰乳至 pH＝12，静置 30min；抽滤，滤液中加入计算量（8% W/V）的 NaCl，静置；待沉淀完全后，滴加浓 HCl 至 pH＝8～8.5，于 80℃热水中保温 0.5h，静置，抽滤，所得沉淀于 60℃以下干燥，称重。置 100mL 烧杯中，加入 30 倍量蒸馏水，加热至沸，趁热抽滤，滤液内含小檗碱，沉淀为小檗胺的粗品。

二、精制

趁热向上述滤液中滴加浓盐酸，调 pH＝2，静置氯化小檗碱沉淀析出，抽滤，60℃以上干燥，称重，计算得率（≥0.2%）。

三、薄层色谱

层析板：硅胶 G 板，110℃，活化 0.5h。
展开剂：氯仿-甲醇-氨水（15：4：0.5）。
样品：氯化小檗碱乙醇液，氯化小檗碱标准品液。
显色：碘蒸汽或改良碘化铋钾。

【实验说明及注意事项】

（1）用硫酸浸泡时，硫酸的浓度以 0.2% 为宜。此时生成的硫酸小檗碱在水中溶解度较高。若加入过量，小檗碱就形成酸式硫酸盐，水中溶解度就会降低（1：100），影响小檗碱的提取量。

（2）冷浸时间不宜过长，次数也不宜过多，否则浸出的杂质量也相对增加。冷浸一般 24h，可浸出 92% 的成分，所以浸两次即可。

（3）在 pH＝8.5 时，小檗胺沉淀较完全，但不易凝聚，故 80℃保温，使凝聚而沉降。

（4）小檗碱精制时调 pH＝2，是为了使小檗胺等叔胺型生物碱留在溶液中除去，以便得到较纯的小檗碱。操作时若溶液已冷却析出结晶，就应加热成澄明溶液，再用盐酸调 pH＝2。

【思考题】

（1）为什么盐酸小檗碱在水中的溶解度比游离碱低？

（2）简述生物碱提取分离和鉴定的程序。

（3）如何检查渗漉液中含有生物碱？

参 考 文 献

［1］裴月湖．天然药物化学实验指导［M］．4版．北京：人民卫生出版社，2016.

［2］李伯廷．植物药有效成分的提取与分离［M］．太原：山西高校联合出版社，1993.

［3］吴勇．现代药学实验教程［M］．成都：四川大学出版社，2008.

［4］陈德昌．中药化学对照品工作手册［M］．北京：中国医药科技出版社，2000.

实验十七　综合与设计实验

综合与设计实验主要是为了进一步培养学生理论联系实际、分析问题及解决问题的能力。学生根据布置的题目，通过查阅文献、综合文献资料，写出实验原理、实验目的、主要化学成分的理化性质及检识、具体实验操作方法，同时确定实验方案，并能完成实验内容、提交实验报告和产品。通过综合与设计实验，可以考查学生基本理论、基本技能掌握的熟练程度及综合运用知识的能力；评价学生的文献查阅能力和文献综合能力；考核学生的工作态度和实验完成的质量和程度。

甘草中甘草酸和甘草次酸的提取、分离和鉴定

【文献背景】

甘草为豆科植物甘草（*Glycyrrhiza uralensis* Fisch.）、胀果甘草（*G. inflata* Bat.）或光果甘草（*G. glabra* L.）的干燥根及根茎。味甘，性平。具有补脾益气，清热解毒，祛痰止咳，缓急止痛，调和诸药的功效，用于脾胃虚弱，倦怠乏力，心悸气短，咳嗽痰多，脘腹、四肢挛急性疼痛，痈肿疮毒，缓解药物毒性、烈性。

甘草中含有三萜类皂苷和黄酮类化合物，主要有效成分为甘草酸（Glycyrrhiza acid）和甘草次酸（Glycyrrhetinic acid）。其结构和主要理化性质如下。

（1）甘草酸。为无色柱状结晶（冰乙酸），mp. 170℃，加热至220℃分解，$[\alpha]_D^{20}+46.2°$（乙醇）；易溶于热水，可溶于热稀乙醇，几乎不溶于无水乙醇或乙醚，其水溶液有微弱的起泡性及溶血性。甘草酸与5%稀硫酸在加压下，110~120℃进行水解，生成2分子葡萄糖醛酸及其苷元甘草次酸。

（2）甘草次酸。具有 α 型和 β 型两种晶型：α 型为小片状结晶，mp. 283℃，$[\alpha]_D^{20}$ + 140°（乙醇）；β 型为针状结晶，mp. 296℃，$[\alpha]_D^{20}$ +86°（乙醇）。两种结晶均易溶于乙醇或氯仿。

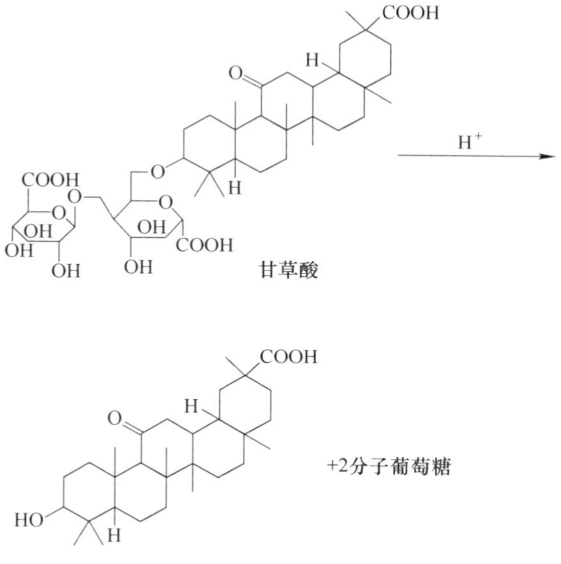

图 17-1　结构式

【实验目的】

（1）通过查阅文献自行设计甘草中甘草酸和甘草次酸的提取分离方法并加以实施。

（2）自行设计甘草酸和甘草次酸的鉴定和检识方法。

（3）掌握中药有效成分提取、分离和鉴定的一般过程和思路。

【实验内容】

（1）查阅有关甘草提取、分离与鉴定的资料，写出文献来源及文献分析。

（2）自行设计提取分离工艺，提供实验基本原理。

（3）小组讨论完善实验设计，提供工艺要点的实验依据及实验方法；提供可行的定性分析方法用于跟踪分析；提供产品的定性和定量分析方法。

（4）实验完后认真总结，写出实验报告，各小组交流讨论，上交实验产品和报告。

参 考 文 献

［1］裴月湖．天然药物化学实验指导［M］.4 版．北京：人民卫生出版社，2016.

［2］吴立军．天然药物化学实验指导［M］.3 版．北京：人民卫生出版社，2011.

［3］徐任生，赵维民，叶阳．天然产物活性成分分离［M］.北京：科学出版社，2012.

［4］徐绥绪．天然药物化学实验指导［M］.沈阳：沈阳药科大学，1999.

［5］李伯廷．植物药有效成分的提取与分离［M］.太原：山西高校联合出版社，1993.

第三篇

附 录
FULU

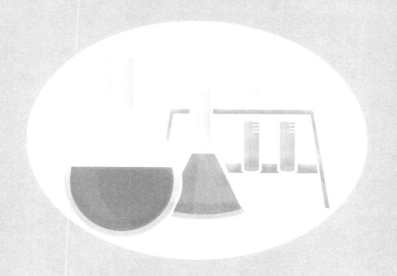

附录一　熔点的测定

熔点（mp.）是化合物的固液两态互成平衡而共存的温度，每种纯的固体化合物有其固定的熔点，熔点范围是指化合物开始液化至完全液体时的温度，如果是纯的化合物，其熔点范围为 0.5℃或更小。一般纯度的化合物熔点范围为 1~2℃。如化合物不纯，则熔点降低。因此，测定化合物的熔点不仅能鉴别化合物而且还能判定化合物的纯度。

【实验目的】

（1）了解熔点测定的原理与应用；
（2）掌握熔点测定的方法。

【实验原理】

1. 固-液相平衡与熔点

通常认为固体化合物当受热达到一定的温度时，即由固态转变为液态，这时的温度就是该化合物的熔点。严格的定义应为固-液两态在大气压力下达到平衡状态时的温度。对于纯粹的有机化合物，一般都有固定熔点。即在一定压力下，固-液两相之间的变化都是非常敏锐的。初熔至全熔的温度不超过 0.5~1℃（熔点范围或称熔距、熔程）。如混有杂质，则其熔点下降，且熔距也较长。以此可鉴定纯粹的固体有机化合物，具有很大的实用价值，根据熔距的长短又可定性地估计出该化合物的纯度。

附图 1-1（a）表示固体的蒸气压随温度升高而增大的曲线。附图 1-1（b）表示液态物质的蒸气压—温度曲线。如将曲线（a）、（b）加合，即得附图 1-1（c）曲线。固相的蒸气压随温度的变化速率比相应的液相大，最后两曲线相交，在交叉点 M 处（只能在此温度时）固-液两相可同时并存，此时温度 T_M 即为该化合物的熔点。

当温度高于 T_M 时，这时固相的蒸气压已较液相的蒸气压大，使所有的固相全部转化为液相；若低于 T_M 时，则由液相转变为固相；只有当温度为 T_M 时，固-液两相的蒸气压才是一致的，此时固-液两相可同时并存。这是纯粹有机化合物有固定而又敏锐熔点的原因。当温度超过 T_M 时，甚至很小的变化，如有足够的时间，固体就可以全部转变为液体。所以，要准确测定熔点，在接近熔点时加热速度一定要慢，每分钟温度升高不能超过 1~2℃。只有这样才能使整个熔化过程尽可能接近于两相平衡的条件。

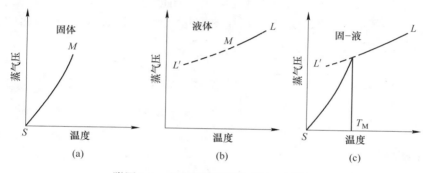

附图 1-1　化合物的温度与蒸气压曲线

2. 熔点测定的应用

通常将熔点相同的两个化合物混合后测定熔点，如仍为原来熔点，即认为两化合物相同（形成固溶体除外）。如熔点下降，则此两化合物不相同。具体做法为：将两个试样按 1∶9，1∶1，9∶1 不同比例混合，原来未混合的试样分别装入熔点管，同时测熔点，以观察测得的结果相比较。但也有两种熔点相同的不同化合物混合后熔点并不降低反而升高。混合熔点的测定虽然有少数例外，但对于鉴定有机化合物仍有很大的实用价值。

【实验内容】

1. 测定方法

（1）打开仪器，让仪器预热。详见"附注"的仪器使用方法。

（2）毛细管的准备：毛细管由教师发给学生。毛细管为一端开口、一端熔封，学生应仔细检查是否完好。

（3）试样的装入：放少许（约 0.1g）待测熔点的干燥试样于干净的表面皿上，研成很细的粉末，堆积在一起；将熔点管开口一端向下插入粉末中，然后将熔点管开口一端朝上轻轻在桌面上敲击；或取一支长约 30~40cm 的干净玻璃管，垂直于表面皿上，将熔点管从玻璃管上端自由落下，以便粉末试样装填紧密。装入的试样如有空隙则传热不均匀，会影响测定结果。上述操作需重复数次。粘附于管外的粉末须拭去，以免污染仪器的加热池。

（4）熔点测定：领取如附表 1-1 中的 7 个试样，把 7 个试样分别编号。按照熔点由低到高的顺序测定各有机化合物的熔点，记录初熔温度和终熔温度并计算熔程（$\Delta T = T_{终} - T_{初}$）。

附表 1-1 纯净固体有机物及其熔点

物质	熔点/℃	$T_{初}$	$T_{终}$	ΔT
二苯胺	53~54			
萘	80			
乙酰苯胺	113~115			
苯甲酸	122.4			
水杨酸	159			
对苯二酚	170~171			
3，5-二硝基苯甲酸	205			

熔点测定至少要有两次的重复数据。每一次测定必须用新的熔点管另装试样，不得将已测过熔点的熔点管冷却，使其中试样固化后再做第二次测定。因为有时某些化合物会部分分解，有些经加热会转变为具有不同熔点的其他结晶形式。

如果测定未知物的熔点，应先对试样粗测一次，加热可以稍快，知道大致的熔距；待温度冷至熔点以下 30℃ 左右，再另取一根装好试样的熔点管做准确的测定。

（5）特殊试样熔点的测定

1）易升华的化合物：装好试样将上端也封闭起来，因为压力对熔点影响不大，所以应用封闭的毛细管测定熔点，其影响可忽略不计。

2）易吸潮的化合物：装样动作要快，装好后立即将上端在小火上加热封闭，以免在测定熔点的过程中，试样吸潮使熔点降低。

3）易分解的化合物：有的化合物遇热时常易分解，如产生气体、碳化、变色等。由于分解产物的生成，使化合物混入一些分解产物的杂质，熔点会有所下降。分解产物生成的多少与加热时间的长短有关。因此，测定易分解样品，其熔点与加热快慢有关。如将酪氨酸慢慢升温，测得熔点为 $280℃$ ；而快速加热测得的熔点则为 $314\sim318℃$ 。硫脲的熔点，缓慢加热为 $167\sim172℃$ ，快速加热则为 $180℃$ 。为了能重复测得熔点，对易分解的化合物熔点测定，常需要做较详细的说明，用括号注明"分解"。

附录二　天然药物化学常用试剂及配制方法

一、生物碱沉淀试剂

（1）碘化铋钾（Dragendorff）试剂。取次硝酸铋 8g 溶于 30% 硝酸（相对密度 1.18）中，在搅拌下慢慢加碘化钾浓水溶液（27g 碘化钾溶于 20mL 水），静置一夜，取上层清液，加蒸馏水稀释至 100mL。

附注：改良的碘化铋钾试剂；

甲液：0.85g 次硝酸铋溶于 10mL 冰醋酸，甲水 40mL；

乙液：8g 碘化钾溶于 20mL 水中。

溶液甲和乙等量混合，于棕色瓶中可以保存较长时间，可作沉淀试剂用。如欲作色谱显色剂用，则取上述混合液 1mL 与醋酸 2mL，水 10mL，混合即得。

目前市场上碘化铋钾试剂可直接配制：7.3g 碘化铋钾，冰醋酸 10mL，加蒸馏水 60mL。

（2）碘化汞钾（Mayer）试剂。氯化汞 1.36 和碘化钾 5g 各溶于 20mL 水中，混合后加水稀释至 100mL。

（3）碘-碘化钾（Wagner）试剂。1g 碘和 10g 碘化钾溶于 50mL 水中，加热，加 2mL 醋酸，再用水稀释至 100mL。

（4）硅钨酸试剂。5g 硅钨酸溶于 100mL 水中，加盐酸少量至 pH=2左右。

（5）苦味酸试剂。1g 苦味酸溶于 100mL 水中。

（6）鞣酸试剂。鞣酸 1g 加乙醇 1mL 溶解后再加水至 10mL。

（7）硫酸铈-硫酸试剂。0.1g 硫酸铈混悬于 4mL 水中，加入 1g 三氯醋酸，加热至沸，逐滴加入浓硫酸至澄清。

二、贰类检出试剂

1. 糖的检出试剂

（1）碱性酒石酸铜（Fehling）试剂。本品分甲液与乙液，应用时取等量混合。

　　甲液：结晶硫酸铜 6.23g，加水至 100mL；

　　乙液：酒石酸钾钠 34.6g 及氢氧化钠 10g，加水至 100mL。

（2）α-萘酚（Molish）试剂。

　　甲液：α-萘酚 1g，加 75%乙醇至 10mL；

　　乙液：浓硫酸。

（3）氨性硝酸银试剂。硝酸银 1g，加水 20mL 溶解，注意滴加适量的氨水，随加随搅，至开始产生沉淀将近全溶为止，过滤。

（4）α-去氧糖显色试剂

1）三氯化铁冰醋酸（Keller-Killiani）试剂。

　　甲液：1%三氯化铁溶液 0.5mL，加冰醋酸至 100mL；

　　乙液：浓硫酸。

2）占吨氢醇冰醋酸（Xanthydrol）试剂：10mg 占吨氢醇溶于 100mL 冰醋酸（含 1%的盐酸中）。

2. 酚类

（1）三氯化铁试剂。5%三氯化铁的水溶液或醇溶液。

（2）三氯化铁-铁氰化钾试剂。应用时甲液、乙液等体积混合或分别滴加。

　　甲液：2%三氯化铁水溶液；

　　乙液：1%铁氰化钾水溶液。

（3）4-氨基安替比林-铁氰化钾（Emersen）试剂。

　　甲液：2% 4-氨基安替比林乙醇液；

　　乙液：8%铁氰化钾水溶液（或用 0.9%4-氨基安替比林和 5.4%铁氰化钾水溶液）。

（4）重氮化试剂。本试剂系由对硝基苯胺和亚硝酸钠在强酸性下经重氮化作用而成，由于重氮盐不稳定很易分解，所以本试剂应临用时配制。

甲液：对硝基苯胺 0.35g，溶于浓盐酸 5mL 中，加水至 50mL；

乙液：亚硝酸钠 5g，加水至 50mL。

应用时取甲、乙液等量在冰水浴中混合后，方可使用。

（5）Gibbs 试剂。

甲液：0.5% 2,6-二氯苯醌-4-氯亚胺的乙醇溶液；

乙液：硼酸-氯化钾-氢氧化钾缓冲液（pH=9.4）。

3. 内酯、香豆素类

（1）异羟肟酸铁试剂。

甲液：新鲜配制的 1mol/L 羟胺盐酸盐（M=69.5）的甲醇液；

乙液：1.1mol/L 氢氧化钾（M=56.1）的甲醇液；

丙液：三氯化铁溶于 1%盐酸中的浓度 1%的溶液。

应用时，甲、乙、丙三液体按序滴加，或甲、乙两液混合滴加后再加丙液。

（2）4-氨基安替比林-铁氰化钾试剂（见前）。

（3）重氮化试剂（见前）。

进行（2）、（3）试验时，样品应先加 3%碳酸钠溶液，加热处理后，再分别滴加试剂。

（4）开环-闭环试剂。

甲液：1%氢氧化钠溶液；

乙液：2%盐酸溶液。

4. 黄酮类

（1）盐酸-镁粉试剂：浓盐酸和镁粉。

（2）三氯化铝试剂：2%三氯化铝甲醇液。

（3）醋酸镁试剂：1%醋酸镁甲醇溶液。

（4）碱式醋酸铅试剂：饱和碱式醋酸铅（或饱和醋酸铅）水溶液。

（5）氢氧化钾试剂：10%氢氧化钾水溶液。

（6）氧氯化锆试剂：2%氧氯化锆甲醇溶液。

（7）锆-枸橼酸试剂：

甲液：2%氧氯化锆甲醇液；

乙液：2%枸橼酸甲醇溶液。

5. 蒽醌类

（1）氢氧化钾试剂：10%氢氧化钾水溶液。

（2）醋酸镁试剂：10%醋酸镁甲醇溶液。

（3）1%硼酸试剂：1%硼酸水溶液。

（4）浓硫酸试剂：浓硫酸。

（5）碱式醋酸铅试剂（见前）。

6. 强心甙类

（1）3,5-二硝基苯甲酸（kedde）试剂。

甲液：2%3,5-二硝基苯甲酸甲醇液；

乙液：1mol/L氢氧化钾甲醇溶液或5%氢氧化钠乙醇液。

应用前，甲、乙两液等量混合。

（2）碱性苦味酸（Baljet）试剂：

甲液：1%苦味酸水溶液；

乙液：10%氢氧化钠溶液。

（3）亚硝基铁氰化钠-氢氧化钠的（Legal）试剂：

甲液：吡啶；

乙液：0.5%亚硝基铁氰化钠溶液；

丙液：10%氢氧化钠溶液。

7. 皂甙类

（1）溶血试验。2%血细胞生理盐水混悬液，新鲜兔血（由心脏或静脉取血），适量，用洁净小毛刷迅速搅拌，除去纤维蛋白并用生理盐水反复离心洗涤至上清液无色后，量取沉降红细胞用生理盐水配成2%混悬液，贮冰箱内备用（贮存期2~3天）。

（2）醋酐-浓硫酸（Liebermann）试剂：

甲液：醋酐；

乙液：浓硫酸。

（3）浓硫酸试剂：浓硫酸。

8. 含氰甙类

（1）苦味酸钠试剂。适当大小的滤纸条，浸入苦味酸饱和水溶液，浸透后取出晾干，在浸入10%碳酸钠水溶液内，迅速取出晾干即得。

（2）亚铁氰化钠（普鲁士蓝）试剂：

甲液：10%氢氧化钠液；

乙液：10%硫酸亚铁水溶液，用前配置；

丙液：10%盐酸；

丁液：5%三氯化铁液。

三、萜类、甾体类检出试剂

（1）香草醛-浓硫酸试剂。5%香草醛浓硫酸液（或0.5g香草醛溶于100mL硫酸-乙醇（4∶1）中）。

（2）三氯化锑（Carr-pric）试剂。25g三氯化锑溶于75g氯仿中（亦可用氯仿或四氯化碳的饱和液）。

（3）五氯化锑试剂。五氯化锑-氯仿（或四氯化碳）1∶4，现配现用。

（4）醋酐-浓硫酸试剂（见前）。

（5）氯仿-浓硫酸试剂。

甲液：氯仿（溶解样品）；

乙液：浓硫酸。

（6）间二硝苯试剂。

甲液：2%间二硝苯乙醇液；

乙液：14%氢氧化钠甲醇液。

用前，甲、乙两夜等量混合。

（7）三氯醋酸试剂。3.3g三氯醋酸溶于10mL氯仿，加入1~2滴过氧化氢。

四、鞣质类检出试剂

（1）三氯化铁试剂。

（2）三氯化铁-铁氰化钾试剂（见前）。

（3）4-氨基安替比林-铁氰化钾试剂。

（4）明胶试剂 10g氯化钠，1g明胶，加水至100mL。

（5）醋酸前试剂：饱和醋酸铅溶液。

（6）对甲基苯磺酸试剂：20%对甲基苯磺酸氯仿溶液。

（7）铁氨明矾试剂：硫酸铁氨结晶（$FeNH_4(SO_4)_2 \cdot 2H_2O$）1g，加水至100mL。

五、氨基酸多肽、蛋白质检出试剂

（1）双缩脲（Biuret）试剂。

甲液：1%硫酸铜溶液；

乙液：40%氢氧化钠液。

应用前等量混合。

（2）茚三酮试剂。0.3g茚三酮溶于正丁醇100mL中，加醋酸3mL（或0.2茚三酮溶于100mL乙醇或丙酮中）。

（3）鞣质试剂（见前）。

六、有机酸检出试剂

（1）溴麝香草酚蓝试剂。0.1%溴麝香草酚蓝（或溴酚蓝、或溴甲酚绿）乙醇液。

（2）丫啶试剂。0.005%丫啶乙醇液。

（3）芳香胺-还原糖试剂。苯胺5g溶于50%乙醇溶液中。

七、其他检出试剂

（1）重铬酸钾-硫酸。5g重铬酸钾溶于100mL 40%硫酸。

（2）荧光素-溴。

甲液：0.1%荧光素乙醇液；

乙液：5%的四氯化碳溶液。

用时，甲液喷，乙液熏。

（3）碘蒸气。

（4）硫酸液。5%硫酸乙醇液，或15%浓硫酸正丁醇液，或浓硫酸-乙酸（1:1）。

（5）磷钼酸、硅钨酸或钨酸试剂。3%~10%磷钼酸或硅钨酸或钨酸乙醇液。

（6）碱性高锰酸钾试剂。

甲液：1%高锰酸钾液；

乙液：5%碳酸钠液。

用时，等体积混合。

（7）2,4-二硝基苯肼试剂。取2,4-二硝基苯肼配成0.2% 2mol/L HCl溶液或0.1% 2mol/L HCl乙醇液。

附录三 常用溶剂物理常数和精制方法

溶剂名称	沸点/℃	电解常数	相对密度	一般精制方法	备 注
石油醚	30~60 60~90 90~120			工业石油醚 1kg 用工业硫酸 80mL 充分振摇，放置，分出上下层，可根据硫酸层颜色深浅，酌情振摇 2~3 次，石油醚用少量稀氢氧化钠洗，再用水洗至中性，无水氯化钙干燥，重蒸，按沸程收集	一般国外沸程 40~60℃ 时称石油醚 Petroleumether；50~70℃ 时称作 Petroleum-bonyion；75～120℃ 时称作 Ligroin
苯	80.1	2.3	0.879	处理同上	
乙醚	34.8	4.5	0.710	工业乙醚用硫酸亚铁或 10% 亚硫酸氢钠溶液振摇（除去过氧化物及水溶性杂质）1~3 次，无水氯化钙干燥，重蒸	
氯仿	61.2	5.2	1.439	以稀氢氧化钾隙地，再用水洗 2~3 次，以无水氯化钙或无水碳酸钾干燥，重蒸	氯仿不能用金属钠干燥，因易引起爆炸
乙酸乙酯	77.1	6.1	0.902	工业用乙酸乙酯用 50% 碳酸钠洗至 2~3 次，以无水氯化钙干燥，重蒸	
丙酮	56.2	21.5	0.790	工业丙酮加 0.1% 高锰酸钾，摇匀，放 1~2 天（或回流 4h），至高锰酸钾颜色不退，以无水硫酸钠干燥，重蒸	不宜用金属钠、五氯化二磷脱水，不宜用于处理氧化铝。经高锰酸钾处理后，重蒸时务必小心，蒸至小体积即止，不得蒸干。因有时能产生过氧化物，引起爆炸

溶剂名称	沸点/℃	电解常数	相对密度	一般精制方法	备　注
乙醇	78.8	26.8	0.794	工业酒精加生石灰回流 2～4h，重蒸	
甲醇	64.6	31.2	0.742	一般重蒸即可，如含有醛酮，可用高锰酸钾大致测定醛酮含量，加过量的演算羟胺回流 4h 后重蒸	

附录四　常用溶剂性质表

溶剂名称及结构	沸点/℃	电解常数	溶解度/%	
			溶剂在水中	水在溶剂中
石油醚	30~65	1.80	不溶	不溶
正己烷 C_6H_{14}	69	1.88	0.00095	0.0111
环己烷	81	2.20	0.010	0.0055
二氧六烷	101	2.21	任意混溶	
四氯化碳 CCl_4	77	2.24	0.077	0.010
苯	80	2.29	0.1780	0.063
甲苯	110.6	2.37	0.1515	0.0334
间二甲苯	137	2.38	0.0176	0.5402
二硫化碳 CS_2	46	2.64	0.294	0.005
乙醚 $C_2H_5OC_2H_5$	35	4.34	6.04	1.468
醋酸戊酯 $CH_3COOC_5H_{11}$	149	4.75	0.17	1.15
氯仿 $CHCl_3$	61	4.81	0.815	0.072
醋酸乙酯 $CH_3COOC_2H_5$	77	6.02	8.08	2.94
醋酸 CH_3COOH	118	6.15	任意混溶	
苯胺	184	6.89	3.38	4.76
四氢呋喃	66	7.58	任意混溶	

续表

溶剂名称及结构	沸点/℃	电解常数	溶解度/%	
			溶剂在水中	水在溶剂中
苯酚 $\text{C}_6\text{H}_5\text{OH}$	180	9.78（60℃）	8.66	28.72
1,1-二氯乙烷 CH_3CHCl_2	57	10	6.03	<0.2
1,2-二氯乙烷 $\text{CH}_2\text{ClCH}_2\text{Cl}$	84	10.4	0.81	0.15
吡啶	11.5	12.3	任意混溶	
叔丁醇 $(\text{CH}_3)\text{COH}$	82	12.47	任意混溶	
正戊醇 $n\text{C}_5\text{H}_{11}\text{OH}$	138	13.9	2.19	7.41
异戊醇 $(\text{CH}_3)_2\text{CH}_2\text{CH}_2\text{OH}$	131	14.7	2.67	9.61
仲丁醇 $\text{CH}_3\text{CHOHC}_2\text{H}_5$	100	16.56	12.5	44.1
正丁醇 $n\text{-C}_4\text{H}_9\text{OH}$	118	17.8	7.45	20.5
环己酮	157	18.3	2.3	8.0
甲乙酮 $\text{CH}_3\text{COC}_2\text{H}_5$	80	18.5	24	10.0
异丙醇 $(\text{CH}_3)_2\text{CHOH}$	82	9.92	任意混溶	
正丙醇 $n\text{-C}_3\text{H}_7\text{OH}$	97	20.3	任意混溶	
醋酐 $(\text{CH}_3\text{CO})_2\text{O}$	140	20.7	微溶	
丙酮 CH_3COCH_3	56	24.3	任意混溶	
乙醇 $\text{C}_2\text{H}_5\text{OH}$	78	33.6	任意混溶	
甲醇 CH_3OH	64	37.6	任意混溶	
二甲基甲酰胺 $\text{HCON(CH}_3)_2$	153	37.7	任意混溶	

续表

溶剂名称及结构	沸点/℃	电解常数	溶解度/%	
			溶剂在水中	水在溶剂中
乙腈 CH_3CN	82	42.5	任意混溶	
乙二醇 CH_2OHCH_2OH	197	58.5	任意混溶	
甘油 $CH_2OHCHOHCH_2OH$	390	80.4	任意混溶	
甲酸 $HCOOH$	101	101	任意混溶	
水 H_2O	100		任意混溶	
甲酰胺 $HCONH_2$	211		任意混溶	

注：有机溶剂多易燃，有害或有毒。

附录五 分离各类成分的溶剂系统和显色剂

化合物类型	溶 剂 系 统	显 色 剂
脂肪酸及其酯类	乙醚-乙烷-甲醇（25：74：1） 乙醚-乙烷（30：100） 二乙醚-石油醚（5：95） 己烷-苯（65：35） 己烷-苯（5：5）	50%H_2SO_4 5%邻钼酸的4%盐酸醇溶液
蜡质类	二乙醚-乙醚（5：95）	
胆固醇类	石油醚-二乙醚（4：1） 二乙醚	5%H_2SO_4
含氧脂肪酸	二乙醚-石油醚	
甾醇类	异丙醇-氯仿（1.5：98.5） 氯仿 己烷-乙醚 己烷-苯（5：3） 石油醚-苯（5：3） 石油醚-氯仿-醋酸（75：25：0.5）	50%H_2SO_4
五环三萜	苯-5%盐酸 醋酸乙酯 苯	50%H_2SO_4和5%醋酐
单萜烃类	己烷 苯	五氯化锑氯仿溶液
萜醇类	己烷-乙醚（4：1） 乙烷-苯（5：3） 石油醚-氯仿-醋酸（75：25：0.5）	50%硫酸三氯化锑氯仿溶液
挥发油	乙烷-醋酸-氯仿（6：2：2） 甲苯-醋酸乙酯（7：3）	1%香荚兰醛浓硫酸溶液

化合物类型	溶 剂 系 统	显 色 剂
内酰胺衍生物	醋酸乙酯	碘
雌性激素	异辛醇-氯仿-乙醇（40：70：18）	50%硫酸乙醇溶液
吡啶同系物		Dragendorff 试剂

附录六 共沸混合溶剂

序号	溶剂	质量比/%	沸点/℃ （760mmHg）	解电常数 （±0.05 25℃）
1	乙酸乙酯 环己烷	46.0 54.0	71.6	3.95
2	异丙醇 二异丙醇	16.3 83.7	66.2	5.75
3	乙烷甲酯 环己烷	83.0 17.0	54.9	5.80
4	乙醇 氯仿	8.0 92.0	59.4	6.05
5	乙醇 四氯化碳	16.0 84.0	65.0	6.30
6	乙醇	31.70 68.3	68.0	7.50
7	乙醇 庚烷	48.0 52.0	72.0	9.50
8	甲醇 氯仿	12.6 87.4	53.4	9.80
9	甲醇 二氯甲烷	7.3 92.7	37.8	10.50
10	乙醇 苯 环己烷	30.4 10.8 58.8	65.05	6.56
11	甲醇 乙酸乙酯 环己烷	17.8 48.6 33.6	50.8	8.35
12	甲醇 丙酮 环己烷	16.0 43.5 40.5	51.1	13.25

附录七　常用缓冲溶液的配制

常用缓冲溶液的配制见附表 7-1~附表 7-11。

附表 7-1　NaHPO₄-柠檬酸缓冲液

pH 值	0.2mol/L Na₂HPO₄/mL	0.1mol/L 柠檬酸/mL	pH 值	0.2mol/L Na₂HPO₄/mL	0.1mol/L 柠檬酸/mL
2.2	0.40	19.60	5.2	10.72	9.28
2.4	1.24	18.76	5.4	11.15	8.85
2.6	2.18	17.82	5.6	11.60	8.40
2.8	3.17	16.83	5.8	12.09	7.91
3.0	4.11	15.89	6.0	12.63	7.37
3.2	4.94	15.06	6.2	13.22	6.78
3.4	5.70	14.30	6.4	13.85	6.15
3.6	6.44	13.56	6.6	14.55	5.45
3.8	7.10	12.90	6.8	15.45	4.55
4.0	7.71	12.29	7.0	16.47	3.53
4.2	8.28	11.72	7.2	17.39	2.61
4.4	8.82	11.18	7.4	18.17	1.83
4.6	9.35	10.65	7.6	18.73	1.27
4.8	9.86	10.14	7.8	19.15	0.85
5.0	10.30	9.70	8.0	19.45	0.55

注：NaHPO₄·2H₂O，相对分子质量=178.05；0.2mol/L 溶液含 35.61g/L。

柠檬酸·H₂O，相对分子质量=210.14；0.1mol/L 溶液含 21.01g/L。

附表 7-2 柠檬酸-柠檬酸钠缓冲溶液（0.1mol/L）

pH 值	0.1mol/L 柠檬酸/mL	0.1mol/L 柠檬酸钠/mL	pH 值	0.1mol/L 柠檬酸/mL	0.1mol/L 柠檬酸钠/mL
3.0	18.6	1.4	5.0	8.2	11.8
3.2	17.2	2.8	5.2	7.3	12.7
3.4	16.0	4.0	5.4	6.4	13.6
3.6	14.9	5.1	5.6	5.5	14.5
3.8	14.0	6.0	5.8	4.7	15.3
4.0	13.1	6.9	6.0	3.8	16.2
4.2	12.3	7.7	6.2	2.8	17.2
4.4	11.4	8.6	6.4	2.0	18.0
4.6	10.3	9.7	6.6	1.4	18.6
4.8	9.2	10.8			

注：柠檬酸·H_2O，相对分子质量=210.14；0.1mol/L 溶液含 21.0g/L。

Na₃柠檬酸·$2H_2O$，相对分子质量=294.12；0.1mol/L 溶液含 29.4g/L。

附表 7-3 醋酸缓冲液溶液（0.2mol/L）

pH 值	0.2mol/L NaAc /mL	0.2mol/L HAc /mL	pH 值	0.2mol/L NaAc /mL	0.2mol/L HAc /mL
3.6	0.75	9.25	4.8	5.90	4.10
3.8	1.20	8.80	5.0	7.00	3.00
4.0	1.80	8.20	5.2	7.90	2.10
4.2	2.65	7.35	5.4	8.60	1.40
4.4	3.70	6.30	5.6	9.00	0.90
4.6	4.90	5.10	5.8	9.40	0.60

注：NaAc·$3H_2O$，相对分子质量=136.09；0.2mol/L 溶液含 27.22g/L。

附表 7-4 苯二甲酸氢钾-氢氧化钠缓冲液

pH 值	0.1mol/L NaOH /mL	0.2mol/L 苯二甲酸氢钾 /mL	加水至/mL
4.0	0.40	25.00	100.00
4.2	3.65	25.00	100.00
4.4	7.35	25.00	100.00
4.6	12.00	25.00	100.00
4.8	17.50	25.00	100.00
5.0	23.65	25.00	100.00
5.2	29.75	25.00	100.00
5.4	35.25	25.00	100.00
5.6	39.70	25.00	100.00
5.8	43.10	25.00	100.00
6.0	45.40	25.00	100.00
6.2	47.00	25.00	100.00

附表 7-5 磷酸缓冲液（0.2mol/L 硼酸盐）

pH	0.05mol/L 硼砂/mL	0.2mol/L 硼砂/mL	pH	0.05mol/L 硼砂/mL	0.2mol/L 硼砂/mL
5.8	8.0	92.0	7.0	61.0	39.0
6.0	12.3	87.7	7.2	72.0	28.0
6.2	18.5	81.5	7.4	81.0	19.0
6.4	26.5	73.5	7.6	87.0	13.0
6.6	37.5	62.5	7.8	91.5	8.5
6.8	49.0	51.0	8.0	94.7	5.3

注：$Na_2HPO_4 \cdot 2H_2O$，相对分子质量＝178.05；0.2mol/L 溶液含 35.61g/L。

$NaH_2PO_4 \cdot 2H_2O$，相对分子质量＝156.03；0.2mol/L 溶液含 31.21g/L。

$NaH_2PO_4 \cdot H_2O$，相对分子质量＝138.00；0.2mol/L 溶液含 27.6g/L。

$Na_2HPO_4 \cdot 12H_2O$，相对分子质量＝358.22；0.2mol/L 溶液含 71.64g/L。

附表 7-6 硼酸缓冲液（0.2mol/L 硼酸盐）

pH	0.05mol/L 硼砂/mL	0.2mol/L 硼酸/mL	pH	0.05mol/L 硼砂/mL	0.2mol/L 硼酸/mL
7.4	1.0	9.0	8.2	3.5	6.5
7.6	1.5	8.5	8.4	4.5	5.5
7.8	2.0	8.0	8.7	6.0	4.0
8.0	3.0	7.0	9.0	8.0	2.0

注：硼砂 $Na_2B_4O_7 \cdot 10H_2O$，相对分子质量＝381.43；0.05mol/L 溶液＝0.2mol/L 硼砂含 19.07g/L。

硼酸，相对分子质量＝61.84；0.2mol/L 溶液含 12.37 g/L。

硼砂易失去结晶水，必须在带塞的瓶中保存；硼砂溶液也可以用半中和的硼酸溶液代替。

附表 7-7 盐酸-氯化钾缓冲溶液

pH	0.1mol/L HCl/mL	0.2mol/L HCl/mL	加水至/mL	pH	0.1mol/L HCl/mL	0.2mol/L HCl/mL	加水至/mL
1.1	94.56	2.70	100.00	1.7	23.76	38.10	100.00
1.2	75.10	12.45	100.00	1.8	18.68	40.60	100.00
1.3	59.68	20.15	100.00	1.9	14.98	42.50	100.00
1.4	47.40	26.30	100.00	2.0	11.90	44.05	100.00
1.5	37.64	31.20	100.00	2.1	9.46	45.30	100.00
1.6	29.90	35.00	100.00	2.2	7.52	46.25	100.00

注：0.2mol/L KCl 溶液：溶于 7.455g 氯化钾于水中，稀释至 500mL。

附表 7-8　苯二甲酸氢钾-盐酸缓冲溶液

pH	0.1mol/L HCl/mL	0.2mol/L 苯二甲酸氢 /mL	加水至 /mL	pH	0.1mol/L HCl/mL	0.2mol/L 苯二甲酸氢 /mL	加水至 /mL
2.2	40.60	25.00	100.00	3.2	14.80	25.00	100.00
2.4	39.60	25.00	100.00	3.4	9.95	25.00	100.00
2.6	33.00	25.00	100.00	3.6	6.00	25.00	100.00
2.8	26.50	25.00	100.00	3.8	2.65	25.00	100.00
3.0	20.40	25.00	100.00				

注：0.2mol/L苯二甲酸氢钾溶液：称取在硫酸干燥器中干燥过24小时的苯二钾酸氢钾20.44g，溶于水中，稀释至500mL。

附表 7-9　苯二甲酸氢钾-氢氧化钠缓冲液

pH	0.1mol/L NaOH/mL	0.2mol/L 苯二甲酸氢 二钠/mL	加水至 /mL	pH	0.1mol/L NaOH/mL	0.2mol/L 苯二甲酸氢 二钠/mL	加水至 /mL
4.0	0.40	25.00	100.00	5.2	29.75	25.00	100.00
4.2	3.65	25.00	100.00	5.4	34.90	25.00	100.00
4.4	7.35	25.00	100.00	5.6	39.34	25.00	100.00
4.6	12.00	25.00	100.00	5.8	42.74	25.00	100.00
4.8	17.50	25.00	100.00	6.0	45.17	25.00	100.00
5.0	23.65	25.00	100.00	6.2	46.85	25.00	100.00

附表 7-10　磷酸二氢钾-氢氧化钠缓冲液

pH	0.1mol/L NaOH/mL	0.2mol/L 磷酸二氢钾 /mL	加水至 /mL	pH	0.1mol/L NaOH/mL	0.2mol/L 磷酸二氢钾 /mL	加水至 /mL
5.8	3.66	25.00	100.00	7.0	29.54	25.00	100.00
6.0	5.64	25.00	100.00	7.2	34.90	25.00	100.00
6.2	8.55	25.00	100.00	7.4	39.34	25.00	100.00
6.4	12.60	25.00	100.00	7.6	42.74	25.00	100.00
6.6	17.74	25.00	100.00	7.8	45.17	25.00	100.00
6.8	23.60	25.00	100.00	8.0	46.85	25.00	100.00

注：0.2mol/L磷酸二氢钾溶液：溶13.616g磷酸二氢钾于水中，稀释至500mL。

附表 7-11　硼酸-氯化钾-氢氧化钠缓冲液

pH值	0.1mol/L NaOH/mL	0.2mol/L 硼酸-氯化钾 /mL	加水至 /mL	pH值	0.1mol/L NaOH/mL	0.2mol/L 硼酸-氯化钾 /mL	加水至 /mL
7.8	2.65	25.00	100.00	9.0	21.40	25.00	100.00
8.0	4.00	25.00	100.00	9.2	26.70	25.00	100.00
8.2	5.90	25.00	100.00	9.4	32.00	25.00	100.00
8.4	8.55	25.00	100.00	9.6	36.85	25.00	100.00
8.6	12.00	25.00	100.00	9.8	40.80	25.00	100.00
8.8	16.40	25.00	100.00	10.0	48.90	25.00	100.00

注：0.2mol/L 硼酸-氯化钾溶液：溶 6.202g 硼酸和 7.456g 氯化钾于水中，稀释至 500mL。

附录八　天然药物化学实验常用仪器及其操作

一、冷凝回流装置

（1）基本组成：圆底烧瓶、球形冷凝管、加热装置（附图 8-1）。

（2）操作要点

1）冷凝水下进上出。

2）回流提取法一般用低沸点有机溶剂如乙醇、甲醇、氯仿、石油醚等。

二、索氏提取器

（1）原理：利用溶剂回流及虹吸原理，使固体物质连续不断地被纯溶剂萃取，可节约溶剂，防止污染。

（2）基本组成：提取瓶、提取管、冷凝器（附图 8-2）。

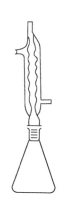

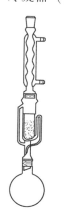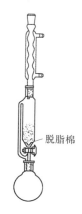

脱脂棉

(a) 索氏提取器　(b) 恒压滴液漏斗代替
索氏提取器

附图 8-1　冷凝回流装置

附图 8-2　索氏提取器

（3）操作步骤：萃取前先将固体物质研碎，以增加固液接触的面积。然后，将固体物质放在滤纸套内，置于提取器中；提取器的下端与盛有溶剂的圆底烧瓶相连，上面接回流冷凝管。加热圆底烧瓶，使溶剂沸腾，蒸气通过提取器的支管上升，冷凝后滴入提取器中，溶剂和固体接触进行萃取；当溶剂面超过虹吸管的最高处时，含有萃取物的溶剂虹吸回烧瓶，因而萃取出一部分物质。如此重复，使固体物质不断为纯的溶剂所萃取、将萃取出的物质富集在烧瓶中。

（4）操作要点

1）各部分连接处要严密不能漏气。

2）内装物高度不得超过虹吸管高度，安装顺序采用由下至上的方式，按下口入、上口出的方式接通冷凝水，提取溶剂由上部加入烧瓶中，烧瓶置水浴上加热回流。

3）索氏提取技术一般使用纯溶剂作为提取溶剂，采用混合溶剂时，随着提取瓶中成分富集，沸点上升，蒸汽组成会发生变化，有时会出现实验结果难以重复的现象。

4）记录虹吸次数，回流、虹吸 5~6 次后，当提取筒中提取液颜色变得很浅时，说明被提取物已大部分被提取。

5）提取结束后，停止加热，移去加热装置，冷却提取液。拆除索氏提取器（若提取器中仍有少量提取液，倾斜使其全部流到圆底烧瓶中），然后进行药品精制。

三、渗漉装置

（1）原理：渗漉法是将适度粉碎的药材置渗漉筒中，由上部不断添加溶剂，溶剂渗过药材层向下流动过程中浸出药材成分的方法。

（2）基本组成：漉筒、接液装置，加液装置（附图 8-3）。

（3）操作步骤：先在筒底铺一层棉花或放一多孔隔板，再将粉碎好的样品放置在棉花或多孔隔板上，装筒时，药粉要分

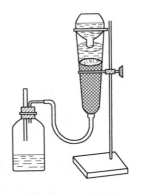

附图 8-3 渗漉装置

次加入，下部药粉要粗且装得稍松，上部药粉要细且装得稍紧。药品装至渗漉筒高度的 2/3 即可，然后在药粉上面盖一层滤纸或滤布，再压上少许碎沙和石子；加入适量的提取溶剂，使药材完全浸没，待药材浸泡 24h 后，将饱和待提取成分的溶液从渗漉筒下部缓缓放出，同时从上部连续不断地添加新溶剂，直到提尽所有有效成分为止。

（4）操作要点

1）药粉装筒前需先用溶剂润湿，待充分膨胀后再装入渗漉筒，以免药粉加入溶剂后造成堵塞，甚至膨胀渗漉筒。

2）在渗漉过程中，边渗漉边加新溶剂，药材上面要保持被溶剂浸没。

3）渗漉液滴下的流速，一般要控制在 1000g 药粉渗漉时 5mL/min 左右，大量生产时，一般每小时流量为渗漉筒容积的 1/48～1/24。

4）当渗漉液颜色极浅或渗漉液的体积相当于原药材的 3～5 倍时，便可认为有效成分基本上提取完全，也可取样检查作为终止提取的指示。

四、水蒸气蒸馏装置

（1）原理：根据道尔顿分压定律，当与水不相混溶的物质与水共存时，整个体系的蒸气压应为各组分蒸气压之和，当混合物中各组分蒸气压总和等于外界大气压时，这时的温度即为它们的沸点。此沸点比各组分的沸点都低。常压下应用水蒸气蒸馏，就能在低于 100℃ 的情况下将高沸点组分与水一起蒸出来。因为总的蒸气压与混合物中两者间的相对量无关，直到其中一组分几乎完全移去，温度才上升至留在瓶中液体的沸点。

（2）基本组成：圆底烧瓶、凯氏蒸馏头、冷凝管、接收瓶、加热装置（附图 8-4）。

（3）操作步骤：将药材粉置入烧瓶中，加入适量的水，按从下至上安装装置，冷凝水按下入上出的方式连接，开启加热装置加热水溶液至沸腾，药用植物中的挥发性成分和水蒸气一起形成蒸汽馏出；冷凝蒸汽，馏出物中挥发性成分与水在接收瓶中形成互不相溶的两相，分出水层，即可得到药用植物中的挥发油。

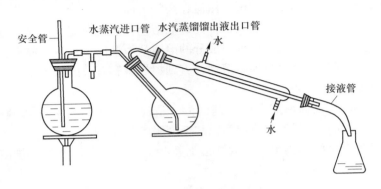

附图 8-4　蒸馏装置

（4）操作要点：

1）水蒸气蒸馏提取挥发油的过程中溶液保持微沸，流出液为每秒 1 滴的状态即可，不必剧烈加热溶液。整个加热蒸馏时间为 2~3h 或更长。

2）当挥发性成分在水溶液中溶解度较小且在药材中含量较高时，馏出液在接收瓶中可分成互不相溶的水相和有机相两相，小心地除去水层，即可得到药材中挥发性成分提取物；当挥发性成分在水中的溶解度较大或在药材中含量较低时，可用盐析法使挥发性成分从水中析出；或将馏出液冷却后，用低沸点的有机溶剂如乙醚、二氯甲烷等萃取，常压下回收有机溶剂后即可得到挥发性成分提取物。

五、减压抽滤装置

（1）基本组成：布氏漏斗、抽滤瓶、安全瓶和水流泵（附图 8-5）。

（2）操作步骤及要点：

1）组装时，漏斗下口尖部对着抽滤口。往滤纸上加少量水或溶剂，轻轻开启开关，吸去抽滤瓶中部分空气，以使滤纸紧贴于漏斗底上，免得在过滤进有固体从滤纸边沿进入滤液中。滤纸大小要适当，既不能露出漏斗上的空，也不能超过漏斗。

2）抽滤时先用滴管向滤纸中间滴加上清液，在将过滤物分批注入漏斗中。

3）抽滤结束，先拆开瓶与水流泵之间的橡皮管，或将安全瓶上的玻璃阀打开接通大气，再关闭水龙头，以免水倒吸到抽滤瓶内。取下漏斗后放在烧杯中。从抽滤瓶上口倒出液。

4）若固体需要洗涤时，可将少量溶剂洒到固体上，静置片刻，再将其抽干。

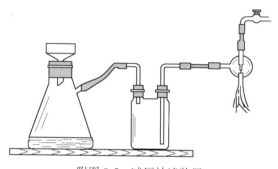

附图 8-5　减压抽滤装置

六、磁力加热搅拌器

（1）使用方法：使用本仪器（附图 8-6）时，首先请检查配件是否齐全，然后按顺序先装好夹具，把所需搅拌的溶液放在镀铬盘正中。加入溶液把搅拌子放在烧杯溶液中，然后先插上仪器接插的电源插头，再接通电源打开电源调速开关，指示灯亮，即开始工作，然后选定所需的温度，调速是由低速逐步调至高速，不允许高速挡直接启动，以免搅拌子不同步，引起跳动，不搅拌时不能加热，加热有波段开关控制，不工作时应切断电源。

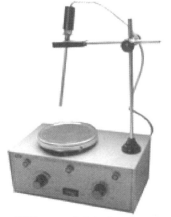

附图 8-6　磁力加热搅拌器

（2）注意事项

1）安装装置或切换装置时，一定要切断电源。仪器应保持清洁干燥，严禁溶液进入机内。

2）温度传感器放妥后，再连通电源，温度传感器一定要插入液面下，用夹子固定，且高度合适，防止与磁子碰撞，使搅拌不均。

3）磁子转向要一致，且转速要适当且均匀，两者不能随意乱调，以免磁子失去灵活性。

4）搅拌时发现搅拌子跳动或不搅拌，检查一下烧杯是否平稳，位置是否正。

5）最后，加热搅拌结束后，不要忘记将磁子取出，归还。

七、旋转蒸发仪

（1）基本组成：加热装置、转轴、变速器、冷凝管、蒸馏烧瓶、接收烧瓶、真空泵（附图8-7）。

（2）操作步骤：

1）先将水注入水浴锅内，将水浴温度调到所需的温度，接通水浴锅电源，使水浴升温，一般药用植物提取物浓缩使用的水浴温度控制在50℃左右。

2）将溶液加入蒸馏瓶内，加入量应不多于蒸馏瓶体积的2/3，将蒸馏瓶、防暴沸缓冲瓶、转轴连接，卡上卡口。

3）调正主机或水浴锅高度，使蒸馏瓶达到合适位置，可被水浴加热。

4）接通冷凝水，关闭接大气通路，开启循环水真空泵，使体系处于减压状态。

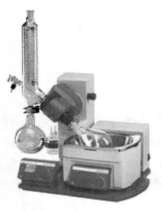

附图 8-7 旋转蒸发仪

5）打开调速开关（绿灯亮），转动蒸馏烧瓶，调节转速旋钮，使蒸发瓶按所需的转速开始转动。当温度与真空度达到所要求的范围时，即能蒸发溶剂到接受瓶。

（3）操作要点：

1）蒸发结束时，应首先关闭调速开关，使蒸馏烧瓶停止转动，以防止蒸馏烧瓶在移动中脱落，接着打开冷凝器上方的放空阀通大气，然后关闭真空泵，最后取下蒸发瓶，蒸发过程结束。

2）玻璃部件应轻拿轻放，洗净烘干。

3）水浴锅应先注水后通电，不允许无水干烧；需精确控制水温时，要用温度计直接测量水浴温度。

4）工作结束时，要关闭电源开关，拔下电源插头。

附录九 天然药物化学实验其他装置图

天然药物化学实验其他装置见附图 9-1~附图 9-14。

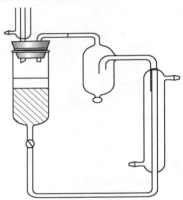

附图 9-1 薄膜蒸发连续提取

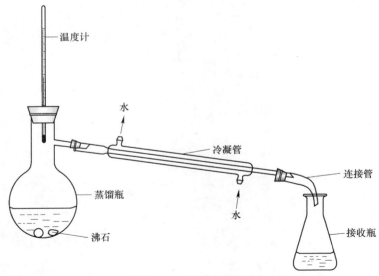

附图 9-2 常压蒸馏装置

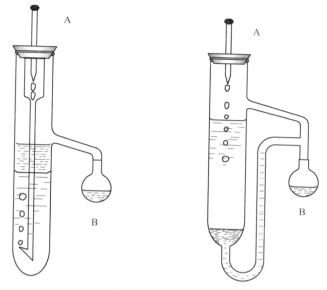

附图 9-3　萃取装置

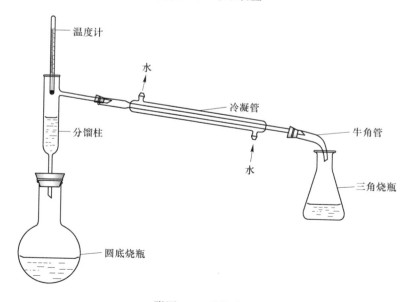

附图 9-4　分馏装置

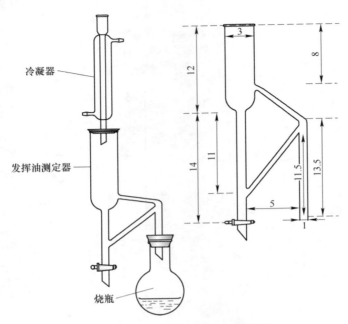

附图 9-5 挥发油含量测定装置

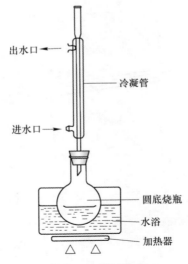

附图 9-6 回流装置

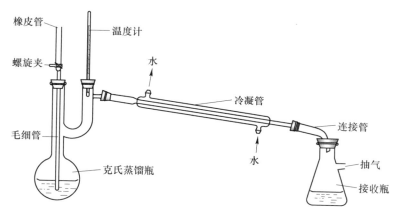

橡皮管 温度计
螺旋夹 水 冷凝管
毛细管 连接管
克氏蒸馏瓶 水 抽气
接收瓶

附图 9-7 减压蒸馏装置

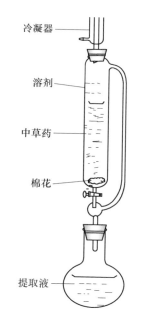

冷凝器
溶剂
中草药
棉花
提取液

附图 9-8 连续加热提取器

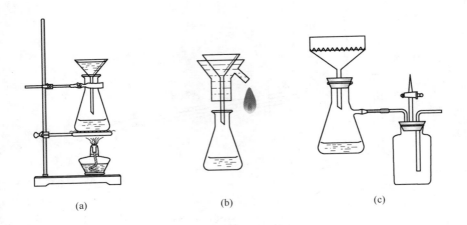

(a)　　　　　　　(b)　　　　　　　(c)

附图 9-9　热滤及抽滤装置

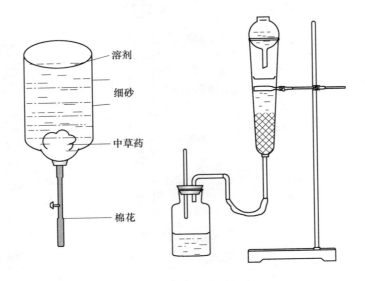

溶剂

细砂

中草药

棉花

附图 9-10　渗漉装置

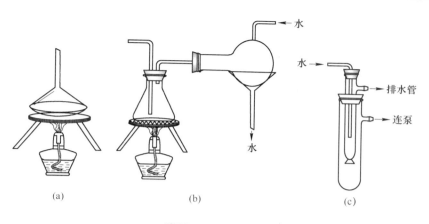

附图 9-11　升华装置

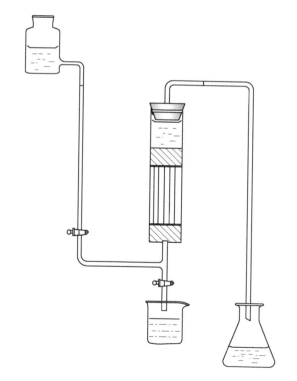

附图 9-12　双向逆流提取装置

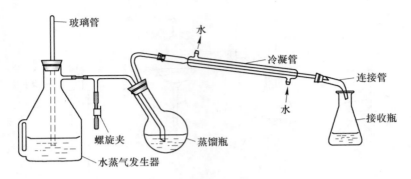

附图 9-13 水蒸气蒸馏装置

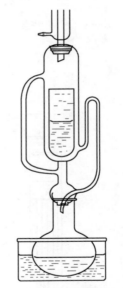

附图 9-14 索氏提取器

参 考 文 献

［1］裴月湖．天然药物化学实验指导［M］.4版．北京：人民卫生出版社，2016.

［2］吴立军．天然药物化学实验指导［M］.3版．北京：人民卫生出版社，2011.

［3］徐任生，赵维民，叶阳．天然产物活性成分分离［M］.北京:科学出版社，2012.

［4］徐绥绪．天然药物化学实验指导［M］.沈阳:沈阳药科大学，1999.

［5］李伯廷．植物药有效成分的提取与分离［M］.太原:山西高校联合出版社，1993.

［6］吴立军．天然药物化学［M］.6版．北京：人民卫生出版社，2011.

［7］肖培根．新编中药志［M］.第一卷.北京：化学工业出版社，2002.

［8］徐任生．天然药物化学［M］.北京:科学出版社，1993.

［9］吴勇．现代药学实验教程［M］.成都:四川大学出版社，2008.

［10］陈德昌．中药化学对照品工作手册［M］.北京:中国医药科技出版社，2000.

［11］肖培根．新编中药志［M］.第一卷.北京：化学工业出版社，2002.

［12］徐任生．天然药物化学［M］.北京:科学出版社，1993.